Wolfgang Duntze

25 Fälle Biochemie

25 Fälle Biochemie

Zur Vorbereitung auf mündliche Prüfungen
mit praxisnahen Fragen
und ausführlichen Kommentaren

herausgegeben von

Prof. Dr. Wolfgang Duntze
unter Mitarbeit von PD Dr. Ania Muntau

1. Auflage

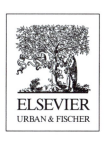

ELSEVIER
URBAN & FISCHER

URBAN & FISCHER
München · Jena

Zuschriften und Kritik an:
Elsevier GmbH, Urban & Fischer Verlag, Lektorat Medizinstudium, Frau Andrea Wintermayr, Karlstraße 45, 80333 München

Wichtiger Hinweis für den Benutzer
Die Erkenntnisse in der Medizin unterliegen laufendem Wandel durch Forschung und klinische Erfahrungen. Herausgeber und Autoren dieses Werkes haben große Sorgfalt darauf verwendet, dass die in diesem Werk gemachten therapeutischen Angaben (insbesondere hinsichtlich Indikation, Dosierung und unerwünschten Wirkungen) dem derzeitigen Wissensstand entsprechen. Das entbindet den Nutzer dieses Werkes aber nicht von der Verpflichtung, anhand der Beipackzettel zu verschreibender Präparate zu überprüfen, ob die dort gemachten Angaben von denen in diesem Buch abweichen und seine Verordnung in eigener Verantwortung zu treffen.
Wie allgemein üblich wurden Warenzeichen bzw. Namen (z. B. bei Pharmapräparaten) nicht besonders gekennzeichnet.

Bibliografische Information der Deutschen Bibliothek
Die Deutsche Bibliothek verzeichnet diese Publikation in der Deutschen Nationalbibliografie; detaillierte bibliografische Daten sind im Internet unter http://dnb.ddb.de abrufbar.

Alle Rechte vorbehalten
1. Auflage 2004

© Elsevier GmbH, München
Der Urban & Fischer Verlag ist ein Imprint der Elsevier GmbH

04 05 06 07 08   5 4 3 2 1 0

Für Copyright in Bezug auf das verwendete Bildmaterial siehe Abbildungsnachweis.
Der Verlag hat sich bemüht, sämtliche Rechteinhaber von Abbildungen zu ermitteln. Sollte dem Verlag gegenüber dennoch der Nachweis der Rechtsinhaberschaft geführt werden, wird das branchenübliche Honorar gezahlt.
Das Werk einschließlich aller seiner Teile ist urheberrechtlich geschützt. Jede Verwertung außerhalb der engen Grenzen des Urheberrechtsgesetzes ist ohne Zustimmung des Verlages unzulässig und strafbar. Das gilt insbesondere für Vervielfältigungen, Übersetzungen, Mikroverfilmungen und die Einspeicherung und Verarbeitung in elektronischen Systemen.
Um den Textfluss nicht zu stören, wurde bei Patienten und Berufsbezeichnungen die grammatikalisch maskuline Form gewählt. Selbstverständlich sind in diesen Fällen immer Frauen und Männer gemeint.

Planung: Dr. med. Dorothea Hennessen
Lektorat: Andrea Wintermayr
Redaktion: Manuela Dengler, PD Dr. med. Ania Muntau, Thomas Saller, Andrea Wintermayr
Herstellung: Cornelia Reiter
Satz, Druck und Bindung: Laupp & Göbel, Nehren
Zeichnungen: Stefan Elsberger, Sigrid Wüthrich
Umschlaggestaltung: SpieszDesign, Neu-Ulm
Printed in Germany
ISBN 3-437-42825-X

Aktuelle Informationen finden Sie im Internet unter:
www.elsevier.de und www.elsevier.com

Vorwort

*und soll wie aller Wissenschaft, also auch der Biochemie Finis und End Uhrsach anders nicht als nur zur Ehre Gottes und Recreation des Gemüths sein.
Wo solches nicht in acht genommen wird da ists keine eigentliche Wissenschaft sondern nur ein stumpffsinniges Geplerr und Geleyer von Formulis.*

Sehr frei nach Johann Sebastian Bach (1685–1750)

Bei den Studierenden der Medizin im vorklinischen Studienabschnitt ist die Biochemie kein beliebtes Fach. Viele sehen darin eine Beschäftigung für verschrobene Spezialisten, die es amüsant finden, ausgefallene Moleküle und deren Reaktionen zu untersuchen. Sie empfinden Biochemie als „stumpfsinniges Pauken von Formeln und Stoffwechselwegen" ohne ersichtlichen Zusammenhang mit dem Arztberuf. Diese Meinung wird auch von manchen praktizierenden Ärzten geteilt, obgleich gerade die konsequente Auswertung biochemischer Erkenntnisse der Entwicklung der Medizin viele entscheidende Anstöße gegeben und zur Entwicklung der modernen „molekularen Medizin" mit ihren spektakulären Fortschritten geführt hat.

Eine der Ursachen für die geringe Wertschätzung der Biochemie liegt wohl darin, dass es den Biochemikern nicht immer gelingt, die Bedeutung von molekularen Defekten für die Pathogenese von Krankheiten eindringlich genug darzustellen und den Studierenden einsichtig zu machen, dass Krankheiten mit Störungen des normalen Stoffwechsels verbunden sind, die sich häufig auf eindeutige biochemische Defekte zurückführen lassen. Stattdessen sehen sich die Studenten mit einer abschreckenden Fülle von theoretischen Informationen konfrontiert, deren Bezug zu einer ärztlichen Tätigkeit oft nur schwer nachvollziehbar ist. Auch wenn in den zur Verfügung stehenden exzellenten Lehrbüchern der Biochemie für Mediziner immer auch auf klinische Aspekte hingewiesen wird, ist es für Studenten schwer sich vorzustellen, wie die erwähnten Krankheitsbilder in der Klinik tatsächlich aussehen.

Diese Sammlung von klinischen Fallbeispielen ist ein Versuch, diese Kluft zwischen dem theoretischen Wissen der Biochemie und der klinischen Praxis zu überbrücken. Dabei sollen anhand von „echten" Krankengeschichten oder in der Literatur veröffentlichten Berichten die kausalen Zusammenhänge zwischen klinischer Symptomatik und den zugrunde liegenden biochemischen Defekten analysiert werden.

Selbstverständlich handelt es sich dabei um eine eher subjektive Auswahl, die keinen vollständigen Überblick über die Klinik von Stoffwechseldefekten geben kann und soll. Vielmehr soll damit den Studierenden gezeigt werden, wie sich auch komplexe Krankheitsbilder mit vielfältiger Symptomatik oft auf wenige biochemische Defekte – in besonderen Fällen sogar nur auf einen einzelnen Defekt – zurückführen lassen und dass Molekülstrukturen, wie z. B. die räumliche Anordnung einer von fünf Hydroxylgruppen eines Zuckers, entscheidend sein können für ein schwerwiegendes Krankheitsbild mit lebensbedrohlicher Symptomatik.

Die biochemischen Grundlagen werden dabei nur so weit diskutiert, wie sie für das Verständnis eines klinischen Falles erforderlich sind. Dieses Buch sollte deshalb nicht als kurz gefasstes Lehrbuch der Biochemie für Mediziner oder gar als Einführung in die klinische Medizin missverstanden werden. Idealerweise sollte es dem Medizinstudenten als Ergänzung zu seinem Biochemielehrbuch dienen. Wenn es darüber hinaus dazu beitragen kann, ihn auf die zu erwartenden Entwicklungen der molekularen Medizin vorzubereiten, oder wenn es ihm gelingt, Interesse oder sogar Freude am Fach Biochemie zu wecken, ist das Ziel dieses Buches erreicht.

Bochum im Sommer 2004
Prof. Dr. Wolfgang Duntze

Inhaltsverzeichnis

Vorwort	V	Fall 13	60
Normalwerttabellen	VIII	Fall 14	65
Abbildungsverzeichnis	X	Fall 15	71
Fall 1	1	Fall 16	75
Fall 2	5	Fall 17	79
Fall 3	9	Fall 18	85
Fall 4	13	Fall 19	90
Fall 5	17	Fall 20	94
Fall 6	21	Fall 21	100
Fall 7	26	Fall 22	104
Fall 8	32	Fall 23	111
Fall 9	35	Fall 24	116
Zusammenfassung Glukosehomöostase	39	Fall 25	122
Fall 10	45	Zusammenfassung Zellteilungskontrolle und malignes Wachstum	126
Fall 11	50		
Fall 12	56	Glossar	129

Inhaltsverzeichnis

Kohlenhydratstoffwechsel
Fall 4 13
Fall 5 17
Fall 6 21
Fall 7 26
Fall 8 32
Fall 9 35
Zusammenfassung Glukosehomöostase 39

Protein- und Aminosäurestoffwechsel
Fall 1 1
Fall 2 5
Fall 3 9
Fall 13 60
Fall 14 65

Nukleinsäure- und Nukleotidstoffwechsel
Fall 10 45
Fall 11 50
Fall 12 56
Fall 15 71
Fall 18 85

Malignes Wachstum
Fall 24 116
Fall 25 122
Zusammenfassung Zellteilungskontrolle
und malignes Wachstum 126

Spezielle Proteinfunktionen
Fall 21 100
Fall 22 104
Fall 23 111

Molekulare Biologie
Fall 16 75
Fall 17 79

Lipidstoffwechsel
Fall 19 90
Fall 20 94

Glossar

Laborwerte*	Referenzbereiche			
Laborparameter	konventionelle Benennung	Umrechnungsfaktor	SI-Einheiten	
Angiotensin Converting Enzyme (ACE)	18–55 U/ml			
Albumin	3,5–5,5 g/dl	× 10	35–55 g/l	S
APC-Ratio	< 2,0			C
α-Amylase	30–80 U/l U: 100–450 U/l			P/S
α$_1$-Fetoprotein	< 10 ng/ml			S
Alkalische Phosphatase (AP)	65–220 U/l			P/S
Ammoniak	m 19–80 µg/dl w 25–94 µg/dl		m 11–48 µmol/l w 15–55 µmol/l	P/S
Antithrombin III	75–120 %			S
Bilirubin, gesamt	0,2–1,1 mg/dl	× 17,1	3,4–18,8 µmol/l	P/S
Bilirubin, direkt	0,05–0,3 mg/dl	× 17,1	0,9–5,1 µmol/l	P/S
Bilirubin, indirekt	bis 0,8 mg/dl	× 17,1	bis 13,7 µmol/l	P/S
Blutgase (arteriell):				B
pH	7,35–7,45		7,35–7,45	
pCO$_2$	35–45 mmHg	× 0,134	4,67–6,00 kPa	
pO$_2$	65–100 mmHg	× 0,134	8,66–13,3 kPa	
Basenabweichung (BA)	– 3 bis + 3 mmol/l		– 3 bis + 3 mmol/l	
Standard-Bicarbonat	22–26 mmol/l		22–26 mmol/l	
O$_2$-Sättigung	90–96 %	× 0,01	0,9–0,96	
Blutkörperchen-Senkungsgeschwindigkeit (BKS)			m: 3–8 mm (1 h) 5–18 mm (2 h) w: 6–11 mm (1 h) 6–20 mm (2 h)	C
Calcium	9,2–10,5 mg/dl U: 4,02–4,99 mmol/l	× 0,25	2,3–2,63 mmol/l U: 4,02–4,99 mmol/l	S U
CA 15-3	< 28 U/ml			S
CA 19-9	< 37,5 U/ml			S
CA 72-4	< 6,7 U/ml			S
Carcino-embryonales Antigen (CEA)			2,5–10 µg/l	S
Chlorid	98–112 mmol/l U: 6–6,3 g/d		98–112 mmol/l U: 169–178 mmol/d	P/S U
Cholesterin, gesamt	120–200 mg/dl	× 0,026	3,1–5,2 mmol/l	P/S
Cholinesterase (CHE)	3000–8000 U/l			S
C3-Komplement	0,55–1,2 g/l	× 100	55–120 mg/dl	S
C4-Komplement	0,2–0,5 g/l	× 100	20–50 mg/dl	S
Coeruloplasmin	15–60 mg/dl		0,94–3,75 µmol/l	S
Cortisol (Basalwert zwischen 8 u. 9 Uhr)	10–25 µg/dl			
C-Peptid	0,37–1,2 nmol/l	× 2,975	1,1–3,6 µg/l	S
C-reaktives Protein (CRP)	< 5 mg/l	× 100	< 0,5 mg/dl	P/S
Creatinin-Clearance	80–160 ml/min			
Creatinin	0,5–1,2 mg/dl	× 88,4	44–106 µmol/l	S
Creatinkinase (CK)	bis 80 U/l			P/S
Creatinkinase – Isoenzym MB (CK-MB)	< 10 U/l, max. 6 % der Gesamt-CK			P/S
CYFRA 21-1	< 1,5 ng/ml			S
D-Dimer (Fibrinogen-Spaltprodukte)	< 250 ng/ml			
Differenzialblutbild:				E
stabkernige Granulozyten	3–5 %			
segmentkernige Granulozyten	50–70 %			
eosinophile Granulozyten	2–4 %			
basophile Granulozyten	0–1 %			
Monozyten	2–6 %			
Lymphozyten	25–45 %			
Eisen (Fe)	m: 80–150 µg/dl w: 60–140 µg/dl		m: 14,3–26,9 µmol/l w: 10,7–25,1 µmol/l	S
Eiweißelektrophorese:				S
Albumin	45–65 %		36–50 g/l	
α$_1$-Globulin	2–5 %		1–4 g/l	
α$_2$-Globulin	7–10 %		5–9 g/l	
β-Globulin	9–12 %		6–11 g/l	
γ-Globulin	12–20 %		8–15 g/l	
Erythropoetin	11,5–19 U/l			
Erythrozyten	m: 4,6–5,9 Mio./µl w: 4,0–5,2 Mio./µl		m: 4,6–5,9 T/l w: 4,0–5,2 T/l	E
Ferritin	30–200 µg/l		30–200 nmol/l	S
Fibrinogen	200–400 mg/dl	× 0,03	5,88–11,76 µmol/l	P
Folsäure	3–15 ng/ml			P
Gesamteiweiß	6–8,4 g/dl	× 10	60–84 g/l	S
Glucose	70–100 mg/dl	× 0,056	3,89–5,55 mmol/l	B/P/S

* Zwischen verschiedenen Labors existieren methodenspezifische Differenzen der Normwerte

(Tabelle aus: Classen/Diehl/Kochsiek: Innere Medizin, 4. Auflage)

Laborwerte	Referenzbereiche			
Laborparameter	konventionelle Benennung	Umrechnungsfaktor	SI-Einheiten	
γ-Glutamyl-Transferase (γ-GT)	m: 6–28 U/l w: 4–18 U/l			S
Glutamat-Oxalacetat Transaminase (GOT) = Aspartat-Amino-Transferase (AST)	m: bis 18 U/l w: bis 15 U/l			S
Glutamat-Pyruvat-Transaminase (GPT) = Alanin-Amino-Transferase (ALT)	m: bis 22 U/l w: bis 17 U/l			S
glycosyliertes Hämoglobin (HbA$_{1c}$)	4–5,8 % des Gesamthämoglobins			E
Hämatokrit	m: 41–50 % w: 37–46 %	× 0,01	0,41–0,50 l/l 0,37–0,46 l/l	E
Hämoglobin	m: 14–18 g/dl w: 12–16 g/dl	× 0,62	m: 8,69–11,16 mmol/l w: 7,45–9,93 mmol/l	E
Haptoglobin	20–204 mg/dl	× 0,01	0,2–2,04 g/l	S
Harnsäure	2,6–6,4 mg/dl	× 60	155–384 µmol/l	S
Harnstoff N	4,7–24 mg/dl	× 0,35	1,7–8,6 mmol/l	S
Harnstoff	10–55 mg/dl	× 0,17	1,7–9,3 mmol/l	S
HDL-Cholesterin	> 50 mg/dl	× 0,026	1,3 mmol/l	S
Homocystein	3–13 µmol/l (w), 5–15 µmol/l (m)			E
INR (International Normalized Ratio)	1–1,3			C
Kalium	S: 3,5–5,0 mmol/l U: 61–79 mmol/d		S: 3,5–5,0 mmol/l U: 61–79 mmol/d	S U
Kupfer	m 70–140 µg/dl w 85–155 µg/dl	× 0,16	m 11–22 µmol/l w 13,4–24,4 µmol/l	S
Lactat	< 2,4 mmol/l			
Lactat-Dehydrogenase (LDH)	140–290 U/l			S
LDL-Cholesterin	< 150 mg/dl	× 0,026	< 3,87 mmol/l	S
Leukozyten	4–10/nl		4–10 G/l	E
Lipase	30–180 U/l			S
Lipoprotein (a)	< 30 mg/dl			S
orale Glucose-Belastung (75 g Glucose oral)	60 min: 200 mg/dl 120 min: 140 mg/dl	× 0,056	60 min: 11,1 mmol/l 120 min: 7,8 mmol/l	B/S/P
MCH = HbE (mittl. Hb-Gehalt des einzelnen Erythrozyten)	27–34 pg/Ery	× 0,062	1,67–2,1 mmol/l	E
MCHC (mittl. Hb-Konz. der Erythrozyten)	30–36 g Hb/dl Ery	× 0,63	19–22 mmol/l	E
MCV (mittl. Erythrozytenvolumen)	80–100 µm^3	× 1	80–100 fl	E
Myoglobin	< 76 ng/ml (w), < 92 ng/ml (m)			S
Natrium	135–150 mmol/l U: 120–220 mmol/d	× 1	135–150 mmol/l	S
NSE (neuronspezifische Enolase)	< 16,5 µg/l			S
Osmolalität	280–300 mosm/kg		280–300 mosm/kg	S
Partielle Thromboplastinzeit (PTT)	23–35 s			P
Phosphor, anorganisch	2,5–5 mg/dl	× 0,32	0,8–1,6 mmol/l	S
Plasmathrombinzeit (PTZ)	14–21 s			P
PSA (prostataspezifisches Antigen)	0–4 ng/ml			S
Retikulozyten	4–15 ‰		20000–75000/µl	E
Theophyllin	8–20 mg/l			S
Thromboplastinzeit (Quick-Test)	70–120 %			P
Thrombozytenzahl	150–350/nl		150–350 G/l	E
Thyreotropin (TSH) und TRH-Test	basal: 0,3–3,5 mU/l (= µU/ml) 30 min nach Injektion von 200 mg TRH: Anstieg > 2,0 mU/l			S
Thyroxin (T$_4$)	5–12 µg/dl		65–155 nmol/l	S
freies Thyroxin (FT$_4$)	1,0–2,3 ng/dl		13–30 pmol/l	S
Trijodthyronin (T$_3$)	90–200 ng/dl		1,38–3,10 nmol/l	S
TBG	16–27 mg/dl			S
Transferrin	200–400 mg/dl	× 0,01	2,0–4,0 g/l	S
Triglyceride	74–160 mg/dl	× 0,011	0,84–1,82 mmol/l	S
Troponin I	< 2 µg/l			S
Troponin T	< 0,1 ng/ml			
Vitamin B$_{12}$	310–1100 pg/ml		229–812 pmol/l	S
Vitamin D	700–3100 U/l			S

B = Vollblut   C = Zitratblut   E = EDTA-Blut   P = Plasma   S = Serum   U = Urin
m = männlich   w = weiblich

Abbildungsverzeichnis

[1] Classen/Diehl/Kochsiek/Berdel/Böhm/Schmiegel, Innere Medizin. München, Urban & Fischer Verlag 2003.
[2] Kreutzig, Kurzlehrbuch Biochemie. München, Urban & Fischer Verlag 2002.
[3] Prof. Duntze
[4] Löffler/Petrides, Biochemie und Pathobiochemie. Heidelberg, Springer 1997.
[5] Bitsch, Klinikleitfaden Rheumatologie. München, Urban & Fischer Verlag 2001.
[6] Muntau, Intensivkurs Pädiatrie. München, Urban & Fischer Verlag 2003.
[7] Marre/Mertens/Trautmann/Vanek (Hrsg.), Infektiologie. München, Urban & Fischer Verlag 2000.
[8] Lancet Neurology 2 (1972).
[9] Kauffmann/Moser/Sauer, Radiologie. München, Urban & Fischer Verlag 2001.
[10] Böcker/Denk/Heitz, Pathologie. München, Urban & Fischer Verlag 2001.
[11] Berchtold, Chirurgie. München, Urban & Fischer Verlag 2000.
[12] Heckner/Freund, Praktikum der mikroskopischen Hämatologie. München, Urban & Schwarzenberg 1997.
[13] Forth/Henschler/Rummel, Allgemeine und spezielle Pharmakologie und Toxikologie. München, Urban & Fischer Verlag 2001.
[14] Michalk/Schönau, Differentialdiagnose Pädiatrie. München, Urban & Schwarzenberg 1999.
[15] Montgomery/Dryer/Conway/Spector: Biochemistry. A case-oriented approach, 4th edition. Mosby, St. Louis 1983.
[16] Berg/Tymoczko/Stryer, Biochemie. Heidelberg, Spektrum Akademischer Verlag 2003.
[17] Scriver/Beaudet/Sly/Valle, The Metabolic and Molecular Bases of inherited Disease. New York, McGraw Hill 2001.

Fall 1

▷ **Anamnese**

Ein 36-jähriger Mann wird am 27.04. um 18 Uhr in einem schweren Schmerzzustand mit Symptomen eines Kreislaufschocks in die Notaufnahme gebracht. Er gibt an, dass er gegen 16 Uhr plötzlich sehr heftige, linksseitig in den Rücken ausstrahlende Schmerzen im Oberbauch bekommen habe, die während der folgenden Dreiviertelstunde noch weiter zugenommen hätten und seither ungefähr gleich stark geblieben seien. Er habe noch nie vorher ähnliche Beschwerden gehabt und sich bisher völlig gesund gefühlt.

▷ **Aufnahmebefund**

Der Patient ist in gutem Ernährungs-, aber in schlechtem Allgemeinzustand. Er ist blass und hat Schweiß auf der Stirn. Seine Atmung ist flach und er gibt an, dass tiefere Atemzüge besonders schmerzhaft seien. Der Blutdruck beträgt 100/60 mm Hg, der Puls (110/min) ist regelmäßig, aber nur schwach tastbar. Die Temperatur beträgt 37,5 °C. Die klinischen Befunde beschränken sich vor allem auf den Oberbauch, der äußerst druckempfindlich aber nicht gespannt ist.

| Welche Verdachtsdiagnose stellen Sie?

Die im Vordergrund stehenden, plötzlich aufgetretenen schweren Bauchschmerzen (sog. **akutes Abdomen**) weisen auf eine akute Erkrankung eines Organs im Oberbauch (Magen, Gallenblase, Niere, Pankreas) hin. Die nach links ausstrahlenden **Schmerzen** und der für akute Pankreaserkrankungen charakteristische **Kreislaufschock** lassen an eine Erkrankung des Pankreas denken.

| Welche Laboruntersuchungen sollten zur Klärung der Diagnose durchgeführt werden?

Zur Abklärung des Verdachtes auf eine Pankreaserkrankung müssen Serum und Urin auf das Auftreten erhöhter Aktivitäten von Pankreas-spezifischen Enzymen untersucht werden. Dafür eignen sich besonders die Lipase und die Amylase.

▷ **Laborbefunde**

Bei diesem Patienten ergab eine orientierende Untersuchung eine Erhöhung der Amylase-Aktivität im Urin auf das 24fache der Norm. Daraufhin wurden die Aktivitäten von Amylase und Lipase im Serum bestimmt, die beide deutlich erhöht waren.

▷ **Diagnose**

| Welche Diagnose können Sie aufgrund dieser Befunde stellen?

Der Nachweis erhöhter Aktivitäten Pankreas-spezifischer Enzyme im Serum bestätigt den Verdacht, dass eine akute Erkrankung der Bauchspeicheldrüse vorliegt. Es lässt sich also die Diagnose einer **Akuten Pankreatitis** stellen.

| Was sind die Ursachen dieser Erkrankung?

Die Akute Pankreatitis wird durch die intrapankreatische Aktivierung von Verdauungsenzymen hervorgerufen, die zu einer „Selbstverdauung" des Pankreas führt. Dazu genügt die Aktivierung einer geringen Menge von Trypsin, das autokatalytisch weiteres Trypsin sowie andere Proteasen und Phospholipase A_2 aktiviert. Auslösende Ursache ist häufig ein Reflux von Gallenflüssigkeit in das Pankreasgangsystem, der möglicherweise durch die Einklemmung eines kleinen Gallensteins in der Papilla Vateri verursacht wird.

Dabei kann eine Membranschädigung zunächst durch Gallensäuren und später durch Lysolecithin (Phospholipasewirkung!) zur Freisetzung intrazellulärer Enzyme und zur Auslösung des autokatalytischen Prozesses führen, der in schweren Fällen (sog. Pankreasnekrose) große Anteile des Pankreasgewebes zerstören kann. Aus dem nekrotischen Gewebe kommt es zur Freisetzung von vasoaktiven Substanzen, die zu Blutdruckabfall und Schocksymptomen führen.

Aufgrund des weiteren Verlaufs kann auch bei diesem Patienten ein Rückstau durch einen Gallenstein als Ursache der Pankreatitis vermutet werden.

Neben den Proteasen, die zur proteolytischen Zerstörung von Pankreasgewebe (Nekrosen und Blutungen) führen, werden auch Lipase und Amylase freigesetzt, die ins Blut übertreten können. Besonders die Amylase kann anfänglich so hohe Konzentrationen erreichen, dass sie über die Niere ausgeschieden wird.

Das Übertreten von Lipase ins Interstitium des Pankreas und ins retroperitoneale Fettgewebe führt dort zu Fettgewebsnekrosen. Im Serum nimmt die Lipaseaktivität langsamer zu und erreicht Normalwerte erst wieder nach Ausheilung der Pankreatitis. Bei schweren Verlaufsformen kann es (wie im geschilderten Fall) auch zu einer Schädigung des endokrinen Pankreasgewebes kommen, die zu einer diabetischen Stoffwechsellage führen kann.

Der für die schwere Pankreatitis typische Kreislaufschock wird vor allem auf den schweren Schmerzzustand und die Freisetzung von Entzündungsmediatoren und kreislaufwirksamen Zytokinen aus dem nekrotischen Gewebe und den dort angesammelten Entzündungszellen zurückgeführt.

Welches sind die normalen Funktionen von Amylase, Lipase und Chymotrypsin?

Bei allen drei Enzymen handelt es sich um hydrolytische Verdauungsenzyme des exokrinen Pankreas.

Die Amylase ist das wichtigste Enzym für die Verdauung der Nahrungspolysaccharide (Stärke, Glykogen) und die Lipase das Hauptenzym für die Verdauung der Triglyceride aus der Nahrung. Die Verdauungsprotease Chymotrypsin wird in Form der inaktiven Vorstufe Chymotrypsinogen vom Pankreas sezerniert. Das aktive Enzym entsteht erst im Dünndarm durch eine partielle Hydrolyse.

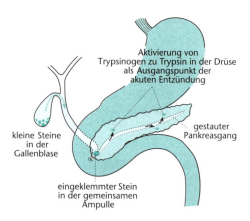

Abb. 1.1: Gemeinsame Mündung von Pankreas- und Gallengang im Duodenum [1]

Dadurch wird vermieden, dass bereits innerhalb des Pankreas eine Proteinverdauung einsetzt, wie sie bei der Akuten Pankreatitis pathologisch auftritt.

Welche therapeutischen Maßnahmen würden Sie vorschlagen?

Im Vordergrund sollte zunächst die Bekämpfung des möglicherweise lebensbedrohlichen Kreislaufschocks und der Schmerzen stehen. Selbstverständlich muss eine Stimulierung des exokrinen Pankreas vermieden werden.
Bei schwerer Verlaufsform steht die Schockbekämpfung im Vordergrund. Dazu gehören:
- Intensivüberwachung (**Kreislauf**),
- ausreichende **parenterale Flüssigkeitssubstitution**,
- ausreichende **Schmerztherapie**,
- **Nahrungskarenz** bis zur Schmerzfreiheit und Absaugen von Magensekret durch eine **Magensonde**, um eine hormonelle Stimulation des Pankreas durch Sekretin und Cholezystekinin zu vermeiden.

Leichtere Verlaufsformen können konservativ (Schmerzbekämpfung, Bettruhe, Nahrungskarenz) behandelt werden.
Während des Verlaufs sollten die Aktivität der Pankreasenzyme im Serum sowie der Blutzuckerspiegel überwacht werden.
Bei steinbedingter Pankreatitis sollte eine endoskopische **Entfernung des eingeklemmten Gallensteins** erfolgen.

▷ Therapie und Verlauf

Im geschilderten Fall wurde der Patient sofort auf die Intensivstation aufgenommen. Zunächst wurde versucht, den Kreislauf zu stabilisieren und die Schmerzen zu bekämpfen. Er wurde nüchtern gelassen, weshalb er mit Glukose- und Elektrolytinfusionen versorgt wurde. Außerdem wurde ihm eine Magensonde gelegt, durch die kontinuierlich Magensekret abgesaugt wurde.
Unter dieser Behandlung besserte sich das Befinden des Patienten erstaunlich rasch und seine Laborbefunde normalisierten sich, sodass er nach drei Wochen nach Hause entlassen werden konnte. Allerdings blieben seine Blutzuckerwerte noch einige Monate leicht erhöht. Da vor der Entlassung Gallensteine festgestellt worden waren, wurde ihm einige Monate später die Gallenblase entfernt.
Die Laborbefunde während der akuten Krankheitsphase sind in der Tabelle 1.1 angegeben.

Tab. 1.1: Laborbefunde während der akuten Krankheitsphase.				
Tag	Serumamylase (E/dl)*	Serumlipase (E/dl)*	Chymotrypsin im Stuhl (E/g)*	Serumglukose (mg/dl)
27,4 (18:50)	2100	2,0		
28,4	2400	3,8	2,5	97
29,4	1800	4,0		Glukoseinfusion
30,4	1200	3,7		Glukoseinfusion
2,5	950	3,7	4,3	Glukoseinfusion
3,5	825	3,6		Glukoseinfusion
5,5	700	2,9		Glukoseinfusion
7,5	400	3,0		120
10,5	130	1,9	5,0	125

* Normbereiche:
Serumamylase: 50–100 E/dl
Serumlipase: 0,05–1,5 E/dl
Chymotrypsin im Stuhl: > 3 E/g

Welche diagnostischen Schlüsse lassen sich aus den Veränderungen der normalen Aktivitäten in Serum bzw. Stuhl ziehen?

Die starke Erhöhung der pankreasspezifischen Enzyme Amylase und Lipase im Blutserum während der akuten Phase zeigt, dass es zu einer Zerstörung von Pankreasgewebe gekommen ist, aus dem die Enzyme ins Blut übergetreten sind. Die Höhe des Anstiegs korreliert mit der Schwere der Gewebsschädigung. Typischerweise steigt die Lipaseaktivität relativ stark an und gilt daher als der empfindlichere Indikator. Diagnostisch besonders wichtig ist die Amylase, die wegen ihres niedrigeren Molekulargewichts im Urin ausgeschieden wird.

Die Verminderung der Chymotrypsinausscheidung im Stuhl weist auf eine Zerstörung der Protease-sezernierenden Pankreaszellen und auf das mögliche Auftreten von Verdauungsstörungen hin.

Wie lassen sich Enzymaktivitäten im Serum exakt bestimmen? Wie sind die Aktivitätseinheiten (U) definiert?

Die Aktivität eines Enzyms wird als Substratumsatz pro Zeiteinheit (katal = Mol/sec oder unit (U) = µMol/min) bestimmt. Unter Sättigungsbedingungen ist die Aktivität eines Enzyms direkt proportional zu seiner Konzentration im Serum. Pathologisch erhöhte Enzymaktivitäten sind fast immer Ausdruck einer Gewebszerstörung, wobei die Höhe des Anstiegs mit der Schwere der Gewebsnekrose korreliert.

> **Quintessenz**
>
> Die pathologische Aktivierung von Verdauungsproteasen im Pankreas führt zu einer akuten Pankreatitis mit Gewebsnekrosen. Dabei treten pankreasspezifische Enzyme ins Blutserum über. Der Nachweis von erhöhten Serumaktivitäten von Amylase und Lipase bei der akuten Pankreatitis ist ein Beispiel für die diagnostische Bedeutung organspezifischer Enzyme, deren Bestimmung im Serum eine spezifische Diagnose und Verlaufskontrolle erlaubt.

Weiterführende Literatur

Montgomery/Dryer/Conway/Spector: Biochemistry. A case-oriented approach, 4th edition. Mosby, St. Louis 1983.

Schmiegel, W.-H./Schölmerich, J./Lankisch, P. G./Layer, P./Fölsch, U./Goebell, H./Ell, C./Rünzi, M./Büchler, M. W./Schmidt, W. E.: „Therapie der akuten Pankreatitis." Deutsches Ärzteblatt 98, Ausgabe 47 (2001), S. 3139–3141.

Fall 2

▷ **Anamnese**

Eine junge, schwangere Frau suchte in der 19. Schwangerschaftswoche die Schwangerschaftsberatung auf, weil ihr erstes Kind im Alter von drei Monaten an einer schweren Azidose verstorben war. Da in einer Urinprobe des Kindes post mortem größere Mengen von Methylmalonsäure gefunden worden waren, wurde nachträglich die Diagnose eines angeborenen Stoffwechseldefektes gestellt. Die werdende Mutter hatte jetzt Sorge, dass der Fötus die gleiche Krankheit haben könnte.

▷ **Aufnahmebefund**

Bei der klinischen und der Ultraschalluntersuchung ergeben sich keine auffälligen Befunde, jedoch wurden bei der gezielten Untersuchung im Urin der Schwangeren große Mengen von Methylmalonsäure gefunden.
Die Methylmalonsäureausscheidung nahm in den folgenden. Wochen noch weiter zu und stieg bis zur 31. Woche auf das 13fache des Normalwertes an.
Aufgrund der Vorgeschichte muss in Betracht gezogen werden, dass auch das zweite Kind an dem gleichen Stoffwechseldefekt wie sein verstorbenes Geschwister leiden könnte. Der Urinbefund der Mutter könnte ein Hinweis darauf sein. Eine genaue Analyse des Befundes ist deshalb wichtig.

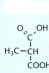

Abb. 2.1: Methylmalonsäure [2]

Methylmalonsäure entsteht als Stoffwechselzwischenprodukt bei der Umwandlung von Propionyl-CoA zu Succinyl-CoA beim Abbau mehrerer Aminosäuren.

> **Durch welche Laboruntersuchungen könnte geklärt werden, ob bei dem Fötus ein Stoffwechseldefekt vorliegt?**

Angeborene Stoffwechseldefekte lassen sich in fetalen Zellen durch die Bestimmung von Enzymaktivitäten nachweisen. Bei einem begründeten Verdacht auf einen spezifischen Defekt kann, wenn das entsprechende verantwortliche Gen bekannt ist, in solchen Zellen auch der zugrunde liegende Gendefekt mittels PCR identifiziert werden.
Im geschilderten Fall wurde zur Klärung des Befundes in der 19. Schwangerschaftswoche eine Amniozentese durchgeführt, bei der fetale Zellen aus der Amnionflüssigkeit gewonnen wurden.

Amniozentese: Punktion der Amnionhöhle in der frühen Schwangerschaft zur Gewinnung von fetalen Zellen für eine Pränataldiagnose.

▷ **Laborbefunde**

Die fetalen Zellen wurden kultiviert und auf ihre Fähigkeit getestet, Propionat oder Succinat zu oxidieren. Zusätzlich wurde die Aktivität des für die Propionatoxidation erforderlichen Enzyms Methylmalonyl-CoA-Mutase bestimmt. Da dieses Enzym ein von Vitamin B_{12} (Cobalamin) abgeleitetes Coenzym erfordert, wurden außerdem die Fähigkeit der fetalen Zellen, Cobalamincoenzyme zu synthetisieren, untersucht.
Dabei ergaben sich folgende Befunde:
Die Oxidation von Propionsäure war erheblich geringer (8 %) als in normalen Kontrollzellen, während die Succinatoxidation normal war. In Zelllysaten, denen die notwendigen Substrate und Cofaktoren zugesetzt worden waren, war die Aktivität der Methylmalonyl-CoA-Mutase normal.
Die Synthese von Cobalamin-Coenzymen wurde in den fetalen Zellen mithilfe von radioaktiv markiertem ^{57}Co-Cobalamin untersucht. Dabei wurde keine Markierung in Desoxyadenosyl-Cbl (Ado-Cbl) gefunden, während die Bildung von Methyl-Cbl (Me-Cbl) normal war.

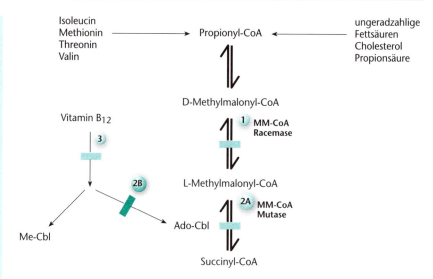

Abb. 2.2: Propionsäure- und Methylmalonsäurestoffwechsel [3]

Welcher Stoffwechseldefekt kann aufgrund dieser Befunde bei dem Fötus festgestellt werden?

Offensichtlich sind die fetalen Zellen nicht fähig, Propionsäure auf dem normalen Abbauweg über Methylmalonyl-CoA und Succinyl-CoA zu oxidieren (☞ Abb. 2.2). Der Befund, dass die Oxidation des Zwischenproduktes Succinat nicht beeinträchtigt ist, zeigt außerdem, dass der Defekt im Stoffwechselweg zwischen Propionat und Succinyl-CoA liegen muss. In diesem Stoffwechselabschnitt ist Methylmalonyl-CoA ein wichtiges Zwischenprodukt. Kann dieses nicht normal zu Succinyl-CoA abgebaut werden, wird es sich anreichern und zu Methylmalonsäure hydrolysiert werden, die über die Plazenta und den mütterlichen Kreislauf ausgeschieden wird. Die Zunahme der Ausscheidung zum Ende der Schwangerschaft erklärt sich daraus, dass durch das Heranwachsen des Fötus zwischen der 19. und 31. Woche eine größere Menge Methylmalonsäure gebildet wird.

Welche Verdachtsdiagnose stellen Sie? Kann diese Diagnose alle Befunde und auch die Symptomatik des verstorbenen Kindes erklären?

Die Laborbefunde legen die Verdachtsdiagnose einer **Methylmalonacidämie** nahe. Dieser Stoffwechseldefekt führt zu einem Anstau von Methylmalonsäure im Blut, der beim Neugeborenen zu einer metabolischen Azidose führen kann. Es ist also wahrscheinlich, dass das erste Kind an den Folgen dieses Defektes verstorben ist.
Es sind verschiedene angeborene Defekte bekannt, die zu einer Methylmalonacidämie führen können:
1.: Defekt der Methylmalonyl-CoA-Racemase (sehr selten), die D-Methylmalonyl-CoA zu L-Methylmalonyl-CoA razemisiert.
2.: Defekt der Methylmalonyl-CoA-Mutase, die in einer Vitamin B_{12}-(Cobalamin)-abhängigen Reaktion L-Methylmalonyl-CoA zu Succinyl-CoA umwandelt.

Das Coenzym in dieser Reaktion ist Desoxyadenosylcobalamin (Cbl-Ado). Als Ursachen für einen Aktivitätsmangel der Methylmalonyl-CoA-Mutase, der zur **Methylmalonacidämie** führt, sind zwei genetische Defekte denkbar und nachgewiesen:

2A: eine Mutation im Strukturgen des Methylmalonyl-CoA-Mutase-Apoenzyms (**mut**) oder

2B: Mutationen in einem von mehreren Genen (**cbl**), die zur Bereitstellung der von Vitamin B_{12} abgeleiteten Coenzyme erforderlich sind. Aus dem mit der Nahrung zugeführten Vitamin B_{12} werden zwei wichtige Coenzyme gebildet: Methyl-Cobalamin (**Me-Cbl**), das als Coenzym im Methioninstoffwechsel eine wichtige Rolle spielt, und Desoxyadenosyl-Cobalamin (**Ado-Cbl**) als Coenzym der Methylmalonyl-CoA-Mutase.

Bei diesem Kind ist der Abbau von Methylmalonyl-CoA defekt, die Aktivität der Methylmalonyl-CoA-Mutase aber unter Laborbedingungen, wenn alle benötigten Cofaktoren zugesetzt werden, normal. Dieser Befund zeigt, dass das Mutase-Apoenzym (☞ Glossar, Apoenzym) offenbar nicht defekt ist. Zur Erklärung des beobachteten Stoffwechseldefektes ist daher ein Defekt in einem **cbl**-Gen anzunehmen. Wahrscheinlich handelt es sich dabei um cblA oder cblB, deren Produkte spezifisch für die Umwandlung von Vitamin B_{12} (Cobalamin) zu Ado-Cbl erforderlich sind.

Das betroffene Enzym ist sehr wahrscheinlich die **Cbl-Adenosyltransferase (cblB)**, die die Übertragung des Desoxyadenosinrestes von ATP auf Cobalamin katalysiert. [$Cbl\text{-}Co^I + ATP \rightarrow Cbl\text{-}Ado$]

▷ **Diagnose**

Hier lässt sich die Diagnose einer **Methylmalonacidämie** aufgrund eines Defektes der Cbl-Ado-Synthese *(cblB)* stellen.

> **Welche Therapie würden Sie angesichts dieser Diagnose vorschlagen?**

Bei dem Fötus liegt ein Verwertungsdefekt für Cobalamin vor. Defekte Enzyme verfügen häufig noch über eine Restaktivität, die durch hohe Substratkonzentrationen noch genutzt werden kann. Man könnte daher versuchen, nach der Geburt durch eine Substitution von Vitamin B_{12} den Defekt auszugleichen, sodass die anfallende Methylmalonsäure abgebaut werden kann. Außerdem sollte die Zufuhr der Aminosäuren, die zu Methylmalonyl-CoA abgebaut werden, auf das notwendige Minimum beschränkt werden.

▷ **Therapie und Verlauf**

Im geschilderten Fall wurde durch eine tägliche orale Zufuhr von 10 mg Vitamin B_{12} ab der 32. Schwangerschaftswoche die damals auf das 13fache der Norm erhöhte Methylmalonsäureausscheidung der Mutter bis zur Entbindung fast normalisiert. Das Kind kam zum Termin in ausgezeichneter Verfassung zur Welt, jedoch zeigten seine kultivierten Hautfibroblasten die gleichen Stoffwechseldefekte wie die Amnionzellen. Das Kind wurde in den ersten Lebensjahren mit einer proteinarmen Diät ernährt, die bei normaler Entwicklung später zugunsten einer normalen Ernährung abgebrochen wurde. Zusätzlich erhielt das Kind eine hoch dosierte Substitution mit Vitamin B_{12}.

Quintessenz
Verschiedene angeborene Stoffwechseldefekte führen durch einen Anstau von organischen Säuren im Blut zu einer metabolischen Azidose. Eine Störung des Abbaus von Propionsäure kann zum Krankheitsbild der Methylmaloacidämie mit einer letalen metabolischen Azidose führen. Ursache ist ein Defekt des Enzyms Methylmalonyl-CoA-Mutase, das als Coenzym Desoxyadenosyl-Cobalamin (Ado-Cbl) benötigt.
Sowohl Defekte des Apoenzyms als auch Störungen in der Bildung von Ado-Cbl führen zum gleichen Krankheitsbild. Coenzymdefekte können in günstig gelagerten Fällen durch eine gesteigerte Zufuhr von Vitamin B_{12} erfolgreich behandelt werden.

Quelle
Ampola et al.: „Prenatal therapy of a patient with vitamin-B_{12} responsive methylmalonic acidemia." New England Journal of Medicine 293 (1975), S. 313–317.

Weiterführende Literatur
Fenton et al.: „Disorders of propionate and methylmalonate metabolism." Scriver/Beaudet/Sly/Valle (Eds.): The metabolic and molecular bases of inherited disease, 8th edition. New York, McGraw Hill 2001, pp. 2165–2193.

Fall 3

▷ **Anamnese**

Bei einem 9-jährigen, geistig behinderten Jungen finden sich bei einer Routineuntersuchung auf Aminosäurestoffwechselstörungen deutlich erhöhte Konzentrationen von Homocystein und Methionin im Plasma. Auch im Urin werden diese Aminosäuren in deutlich erhöhter Menge ausgeschieden, jedoch wird kein Cystin gefunden.

▷ **Aufnahmebefund**

Bei der klinischen Untersuchung fällt auf, dass der Junge eine deutliche Wirbelsäulenverkrümmung hat und offenbar sehr schlecht sieht. Der zugezogene Augenarzt stellt beidseits eine Verlagerung der Augenlinse in den Glaskörper (= Linsenluxation) fest. Eine Röntgenaufnahme der Wirbelsäule zeigt eine deutliche Osteoporose der Wirbelkörper.

> **Welche Stoffwechselbeziehung besteht zwischen Homocystin und Methionin?**

Homocystin ist das Disulfid der nicht-proteinogenen Aminosäure Homocystein (analog zu Cystin/Cystein), die als Zwischenprodukt des Methioninstoffwechsels aus S-Adenosylhomocystein (SAH) entsteht. SAH entsteht bei vielen Methylierungsreaktionen aus dem wichtigen Methylgruppendonator S-Adenosylmethionin (SAM), das aus Methion und ATP synthetisiert wird. Homocystein wird dann in einer Cobalamin- und Folsäure-abhängigen Reaktion durch die Methioninsynthase zu Methionin remethyliert oder über Cystathionin zu Cystein und α-Ketobutyrat abgebaut. Die Kondensation von Homocystein mit Serin zu Cystathionin wird in einer Pyridoxalphosphat (PALP)-abhängigen Reaktion von der Cystathionin-β-Synthase (CBS) katalysiert.

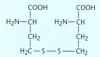

Abb. 3.1: Homocystin [3]

> **Wie könnte die Erhöhung der Plasmakonzentrationen von Homocystein und Methionin zustande kommen?**

Eine Erhöhung der Homocysteinkonzentration ist vor allem dann zu erwarten, wenn die normale Verwertung aufgrund eines Stoffwechseldefektes gestört ist. Dies kann durch einen angeborenen Enzymdefekt oder auch durch das Fehlen eines für den Abbau essentiellen Cofaktors verursacht sein.
Im geschilderten Fall wäre ein Rückstau von Methionin und von Homocystein (das spontan zu Homocystin oxidiert) zu erwarten, wenn die Verwertung von Homocystein gestört wäre.

> **Welcher Stoffwechseldefekt könnte bei dem Jungen vorliegen? Begründen Sie ihre Überlegungen!**

Die Erhöhung der Homocysteinkonzentration im Plasma weist auf eine Störung des Homocystein-Abbaus hin. Dabei könnte jeder der beiden Abbauwege betroffen sein. Ursächlich kommen sowohl – in der Regel autosomal rezessiv vererbte – Defekte der Cystathionin-β-Synthase (CBS) (☞ Abb. 3.2, s. A) als auch der Methioninsynthase (MS) (☞ Abb. 3.2, s. B) in Frage. In beiden Fällen würde ein Anstau von Homocystein zur spontanen Oxidation zum Disulfid Homocystin führen, das im Urin ausgeschieden wird.
Ein partieller Defekt der Cystathionin-β-Synthase ist die häufigste Ursache eines gestörten Homocysteinabbaus, der in der Regel auch zu einem Rückstau von Me-

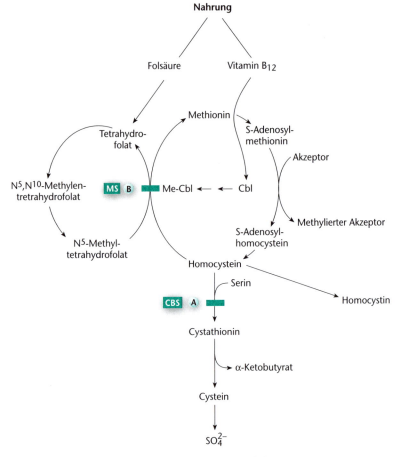

Abb. 3.2: Homocystein- und Methioninstoffwechsel [3]

thionin führt, während bei einem Defekt der Methioninsynthase die Methioninkonzentration meistens normal oder erniedrigt ist, da bei diesem Defekt Methionin nicht regeneriert werden kann.
Es ist deshalb wahrscheinlich, dass auch in diesem Fall ein Defekt der Cystathionin-β-Synthase vorliegt.

▷ **Diagnose**
Hier lässt sich die Diagnose einer **Homocystinurie** aufgrund eines Defektes der Cystathionin-β-Synthase stellen.
Im Fall der selteneren Methioninsynthasedefekte führen außer direkten Defekten des Enzymproteins oft auch die Unfähigkeit, Cobalamin oder Folsäure zu verwerten und in die benötigten Coenzyme umzuwandeln, zu einem funktionellen Enzymdefekt mit einer Störung des Homocysteinabbaus und Erhöhung des Gesamt-Homocysteins im Plasma.
Wie fast alle angeborenen Defekte des Aminosäurestoffwechsels führt auch die Homocystinurie zu einer Verlangsamung der geistigen Entwicklung (Retardierung), als deren Ursache eine Störung der Myelinisierung im ZNS angenommen wird.

Außerdem verursacht die pathologische Akkumulation von Homocystein eine Störung der Kollagenreifung durch eine Hemmung der kovalenten Quervernetzung der Tripelhelices über Pyridolin-Querbrücken. Die daraus resultierende Instabilität der Kollagenfasern kann zu einer unzureichenden Knochenbildung (**Osteoporose**) führen. Außerdem kann es durch die Kollageninstabilität zu einer Erschlaffung der Zonulafasern am Auge und damit zu einer **Luxation der Augenlinse** kommen.

In den letzten Jahrzehnten hat sich zudem gezeigt, dass erhöhte Homocysteinkonzentrationen im Plasma einen Risikofaktor für die Arteriosklerose darstellen und mit einem erhöhten koronaren und zerebralen Infarktrisiko (Herzinfarkt und Schlaganfall) korreliert sind. Derartige Komplikationen treten auch bei der Homocystinurie vermehrt auf. Als Ursache wird eine schwere Schädigung der Endothelzellen durch Homocystein diskutiert.

Welche Therapie würden Sie vorschlagen?

Am Abbau von Homocystein sind mehrere von Vitaminen abgeleitete Coenzyme beteiligt. In vielen Fällen wurde beobachtet, dass bei einem Defekt der CBS durch Verabreichung von hohen Dosen des Vitamins Pyridoxin (Vitamin B_6) die Homocysteinkonzentration im Plasma deutlich gesenkt werden kann. Ebenso konnte bei Defekten der Methioninsynthase durch Gabe von Vitamin B_{12} und Folsäure eine Senkung des Homocysteinspiegels erreicht werden. Als Ursache dafür wird angenommen, dass durch eine Erhöhung der Coenzymkonzentrationen noch vorhandene Restaktivitäten der defekten Enzyme stimuliert werden.

Zur Verringerung der Belastung mit Homocystein ist auch eine methioninarme Diät in Betracht zu ziehen, die aber ausreichende Mengen an essentiellen Aminosäuren enthalten muss. Hierzu erhalten die Patienten eine methioninfreie Aminosäurenmischung, die mit Vitaminen, Mineralstoffen und Spurenelementen angereichert ist.

Wegen der Bedeutung von Homocystein als Risikofaktor für die Arteriosklerose wird auch prophylaktisch versucht, das Risiko homocystein-bedingter kardiovaskulärer Erkrankungen durch Zufuhr hoher Dosen der Vitamine Pyridoxin (B_6), Folsäure (F) und Cobalamin (B_{12}) zu verringern. Die dabei zugrunde liegende Überlegung ist, dass es möglich sein sollte, durch eine Stimulierung der CBS durch Pyridoxalphosphat und der MS durch Tetrahydrofolsäure bzw. Methylcobalamin die Senkung der Homocysteinkonzentration zu erreichen. Tatsächlich haben verschiedene Studien gezeigt, dass eine derartige hoch dosierte Vitaminzufuhr das Arterioskleroserisiko signifikant verringert.

▷ **Therapie und Verlauf**

Im beschriebenen Fall wurde der Junge mit hohen Dosen Pyridoxin behandelt. Darauf fielen in zwei Wochen die Plasmakonzentrationen von Methionin und Gesamt-Homocystein im Plasma auf normale Werte.

Quintessenz

Die Homocystinurie ist eine der genetisch bedingten Störungen des Aminosäurestoffwechsels, bei der der Abbau der potentiell toxischen Aminosäure Homocystein gestört ist. Die daraus resultierende pathologische Erhöhung der Homocysteinkonzentration führt zu Störungen der Kollagenreifung und der Myelinisierung des ZNS und zu arteriosklerotischen Gefäßschäden mit erhöhtem Infarktrisiko. Ursächlich für die Stoffwechselstörung können sowohl Defekte der Cystathionin-β-Synthase als auch der Methioninsynthase sein. Beide Enzyme benötigen wichtige von Vitaminen abgeleitete Coenzyme für ihre Aktivität. Eine hoch dosierte Vitaminzufuhr kann daher in vielen Fällen den Homocysteinspiegel normalisieren.

Weiterführende Literatur

Koch K. (1998): „Risikofaktor Homocystein: Vitamine gegen Herzinfarkt." Deutsches Ärzteblatt 95, Ausgabe 9 (1998), C-348.

McCully, K. S. (1998): „Homocysteine, folate, vitamin B_6 and cardiovascular disease." JAMA 279 (1998), pp. 359–364.

Montgomery/Dryer/Conway/Spector: Biochemistry. A case-oriented approach, 4th edition. Mosby, St. Louis 1983.

Mudd, S. H. et al.: „Disorders of transsulfurylation." Scriver/Beaudet/Sly/Valle (Eds.): The metabolic and molecular bases of inherited disease, 8th edition. New York, McGraw-Hill 2001, pp. 2007–2056.

Schnyder, G. et al.: „Effect of homocysteine-lowering therapy with folic acid, vitamin B_{12}, and vitamin B_6 on clinical outcome after percutaneous coronary intervention: the Swiss Heart study: a randomized controlled trial." JAMA 288 (2002), pp. 973–979.

Fall 4

☞ Zusammenfassung Glukosehomöostase

▷ Anamnese
Ein 19-jähriger Patient wurde im bewusstlosen Zustand ins Krankenhaus eingewiesen. Er hatte nach einer Radtour am Vortag über Benommenheit und Bauchschmerzen geklagt und in der Nacht mehrmals erbrochen. Am Morgen konnte er nicht aufgeweckt werden. Die Mutter kontaktierte umgehend den Hausarzt, der die stationäre Einweisung veranlasste.

Der junge Mann, der gerade sein Abitur bestanden hatte und ein Studium plante, war sportlich sehr aktiv (Schwimmen, Radfahren). Vor zwei Monaten war er bei der Musterung zur Bundeswehr als voll tauglich eingestuft worden. Seit etwa zwei Wochen empfand er aber einen „Leistungsknick" und fühlte sich oft ungewohnt müde und sehr durstig. Bei der gestrigen Radtour hatte er das Gefühl, völlig untrainiert und müde zu sein, und musste mehrere Pausen machen. Er hatte ständig Durst und musste schon am Vormittag viermal anhalten um Wasser zu lassen. Als er nach Hause kam, hatte er Muskelkater und Kopfschmerzen und fühlte sich sehr müde und benommen.

▷ Frühere Anamnese und Familienanamnese
Bis auf die „üblichen Kinderkrankheiten" war der Patient immer gesund gewesen und hatte sich fit gefühlt. Auch in der Familie waren keine ernsten Krankheiten bekannt.

▷ Aufnahmebefund
Der Patient (182 cm, 70 kg) ist komatös und nicht ansprechbar, reagiert aber gezielt auf Schmerzreize. Das Abdomen ist gespannt, es besteht eine leichte Abwehrspannung. Herz und Lunge sind auskultatorisch unauffällig, die Atmung ist unregelmäßig und tief. Die Ausatemluft riecht „fruchtig". Die Haut ist sehr trocken und warm.

▷ Laborbefunde
Bei Aufnahme wurden folgende Laborbefunde [Normwerte in Klammern] erhoben:
Blutgasanalyse: pH 7,01 [7,35–7,45]; pO_2 108 mm Hg [88–108]; pCO_2 28 mm Hg [35–45]; Standard-Bicarbonat: 23,1 mmol [22–26]; BA (= Basenabweichung): –4,1 mmol/l [–3–+3].
Blutbild: Hb 17,1 g/dl [12–15], Erythrozyten: 5,26 Mio/µl [5], Morphologie unauffällig. Leukozyten 12,1/nl [4–10]. Thrombozyten 143/nl [150–350]
Serumchemie: Glukose 30,24 mg/dl [3,9–5,55]; Na 153 mmol/l [136–145]; K 3,9 mmol/l [3,5–5,0]; Kreatinin 0,86 mg/dl [0,5–1,2]. Bilirubin, Leberenzyme sowie Amylase und Lipase lagen im Normbereich.
Spezialdiagnostik: HbA1c 7,7 % [4–6]
Urin: spez. Gewicht 1,012 [1,003–1,030]; Protein negativ [neg.]; Glukose +++ [neg.]; Ketone +++ [neg.].

Wie sind diese Befunde zu bewerten?

Offensichtlich befindet sich der Patient in einem ernsten, möglicherweise lebensbedrohlichen Zustand (Koma, Atmungsstörung). Besonders alarmierend ist die schwere **Azidose**, die zu einem tödlichen Kreislaufversagen führen kann.

An welche Form einer Azidose ist hier zu denken?

Eine Azidose kann durch eine Störung des Gasaustausches in der Lunge (respiratorische Azidose) oder durch die Anhäufung nicht-flüchtiger saurer Stoffwechselprodukte im Blut (metabolische Azidose) hervorgerufen werden. Während die respiratorische Azidose in der Regel primär zu einer Erhöhung von pCO_2 und kompensatorisch zu einer Erhöhung des Standard-Bicarbonats führt, kommt es bei der metabolischen Azidose durch die Pufferung der organischen Säuren durch den Bicarbonatpuffer und durch die kompensatorische Hyperventilation zu einem Absinken des pCO_2. Außerdem ist bei einer metabolischen Azidose ein negativer Wert für die Basenabweichung (BA) charakteristisch. Im vorliegenden Fall sprechen die negative Basenabweichung, das niedrige Standard-Bicarbonat und das niedrige pCO_2 sowie die ausgeprägte Ketonurie (Nachweis von Ketonkörpern im Urin) für das Vorliegen einer metabolischen Azidose, die durch eine gesteigerte Ketogenese mit Anhäufung von sauren Ketonkörpern (Acetessigsäure und β-Hydroxybuttersäure) im Blut und in der Extrazellulärflüssigkeit hervorgerufen wird.

Welche Diagnose kann aufgrund des Krankheitsbildes und der Befunde gestellt werden?

Die Befunde zeigen das charakteristische Bild einer Stoffwechselentgleisung bei Diabetes mellitus. Dabei kommt es infolge eines Insulinmangels zu einer akuten Störung des normalen Gleichgewichts zwischen Glukosebereitstellung und Glukoseverbrauch, die als Typ-1-Diabetes mellitus bezeichnet wird (☞ Zusammenfassung Glukosehomöostase). Als unmittelbare Folge kommt es zu einer **Erhöhung des Blutzuckerspiegels** und nach Überschreiten der Nierenschwelle zu einer **Glukosurie**. Wegen der osmotischen Wirkung der Glukose kommt es zu einer **Polyurie**, die zu einem starken Wasser- und Elektrolytverlust mit der Gefahr

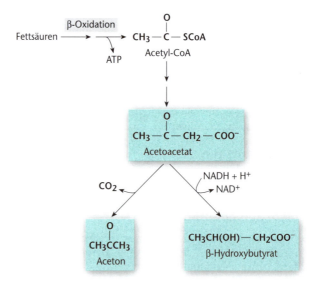

Abb. 4.1: Ketonkörpergenese aus Acetyl-CoA [3]

der Dehydratation führen kann. Bei dem Patienten äußert sich dieser Wasserverlust in starkem **Durstgefühl** und der **trockenen Haut**. Das **diabetische Koma** entsteht durch die progressive Dehydratation, Azidose, Hyperosmolarität und Elektrolytentgleisung.

Außerdem werden aufgrund der bei Insulinmangel gesteigerten Lipolyse und Ketogenese (☞ Zusammenfassung Glukosehomöostase) große Mengen von sauren Ketonkörpern gebildet, die zur metabolischen Azidose **(Blut-pH!)** führen. Die gesteigerte Ketonkörperbildung führt zur **Ketonurie**. Aceton, das über die Lunge abgeatmet wird, ist auch für den „**fruchtigen**" **Fötor** verantwortlich.

Wie die Ausscheidung von Ketonkörpern im Urin und der negative BA zeigen, handelt es sich bei dem Patienten um eine metabolische Azidose, die durch eine erhöhte Konzentration von Ketosäuren im Plasma hervorgerufen ist (= Ketoazidose). Neben der Ketoazidose liegt bei dem Patienten eine massive Störung des Gukosestoffwechsels vor, die durch den zweiten wichtigen Laborbefund, die **Hyperglykämie** mit der daraus resultierenden **Glucosurie** nachgewiesen wird. Zudem zeigt die deutliche Erhöhung des HbA_{1c}-Anteils, dass diese Stoffwechselstörung schon längere Zeit besteht (☞ Zusammenfassung Glukosehomöostase).

▷ **Diagnose**

In der Zusammenschau ist durch diese Befunde die Diagnose **Ketoazidotisches Koma bei Typ-1-Diabetes mellitus** gesichert.

Normalerweise wird der Glukosespiegel im Blut durch verschiedene Hormone auf dem Niveau von 80–100 mg/dl im nüchternen Zustand reguliert (☞ Zusammenfassung Glukosehomöostase). Dabei ist Insulin das wichtigste den Glukose-Verbrauch fördernde Hormon, das durch verschiedene regulatorische Mechanismen (Transport von Glukose in die Körperzellen, Stimulierung von Glykolyse, Glykogensynthese, Proteinsynthese und Lipogenese) den Blutzuckerspiegel senkt. Ihm gegenüber stehen mehrere Hormone (Glukagon, Adrealin, STH) als so genannte Insulinantagonisten, die durch Stimulierung von Glykogenolyse und Gluconeogenese den Blutzuckerspiel steigern. Beim Diabetes mellitus wird durch den Insulinmangel das Gleichgewicht zwischen Blutzucker senkenden und Blutzucker steigernden Hormonen massiv gestört. Als wichtigstes Leitsymptom kommt es zu einer starken Erhöhung des Nüchternblutzuckerspiegels und zur Ausscheidung von Glukose im Urin.

| Welcher Zusammenhang besteht zwischen dem Insulinmangel und der Ketoazidose des Patienten?

Eine weitere Folge des Insulinmangels, die bei der akuten diabetischen Stoffwechselentgleisung eine wichtige Rolle spielt, ist die ungehemmte Lipolyse, durch die große Mengen von Fettsäuren aus dem Fettgewebe freigesetzt werden. Diese werden, vor allem in der Leber, über die β-Oxidation zu Acetyl-CoA abgebaut, das als Substrat für eine gesteigerte Ketogenese verwendet wird. Die dabei entstehenden sauren Ketonkörper Acetessigsäure und β-Hydroxybuttersäure werden ins Blut abgegeben und führen zu der für Typ-1-Diabetes charakteristischen Ketoazidose.

▷ **Therapie**

| Welche therapeutischen Maßnahmen sind erforderlich?

Der akut lebensbedrohliche Zustand des Patienten erfordert ein sofortiges therapeutisches Eingreifen, das die Korrektur der Stoffwechselentgleisungen und die

Wiederherstellung des hormonellen Gleichgewichts zum Ziel haben muss. Dafür eignet sich eine Infusionsbehandlung, durch die Flüssigkeit, Elektrolyte und Insulin unter kontinuierlicher Überwachung substituiert werden. Wegen der Gefahr des Hirnödems sollte die Hyperosmolarität vorsichtig reduziert werden. Eine Kaliumsubstitution sollte frühzeitig erfolgen, weil durch den Kaliumtransport von extra- nach intrazellulär durch Insulin und den Rückgang der Azidose die Gefahr der Hypokaliämie besteht. In der Regel lässt sich die bedrohliche Situation durch diese Therapiemaßnahmen innerhalb einiger Stunden beheben.

▷ **Verlauf**
Der Patient wurde sofort auf die Intensivstation aufgenommen. Unter kontinuierlicher Kontrolle des Blutzuckerspiegels und der Flüssigkeitsausscheidung (durch einen Blasenkatheter) wurden isotone Kochsalzlösung, Kalium und Insulin infundiert. Unter dieser Behandlung besserte sich das Befinden im Laufe des Tages; der Patient wurde wieder ansprechbar und der Glukosespiegel sank auf normale Werte. Als weitere wichtige Maßnahme wurde der Patient vor seiner Entlassung in die selbstständige Überwachung seiner Krankheit und die adäquate Lebensführung (Blutzuckerkontrolle, Sport, Diät) unterwiesen.

Quintessenz
Ein Mangel an Insulin, dem wichtigsten anabolen Hormon, kann zu einer akuten Stoffwechselentgleisung führen, die sich in sich in einem ketoazidotischen Koma manifestieren kann. Dabei findet sich wegen der gestörten Glukoseverwertung bei gleichzeitig gesteigerter Lipolyse und Ketogenese eine charakteristische Kombination von Hyperglykämie und metabolischer Azidose. Durch den mit der gesteigerten Glukoseausscheidung verbundenen Wasser- und Elektrolytverlust kann es zu lebensbedrohlichen Komplikationen kommen. In der Regel lässt sich die bedrohliche Situation durch Insulingabe und ausreichende Flüssigkeitszufuhr rasch beheben.

Quelle
Prof. B. Gallwitz, Ruhr-Universität Bochum

Weiterführende Literatur
Berger, M.: Diabetes mellitus. München, Urban & Fischer Verlag 2000.

Fall 5

▷ Anamnese
Eine 59-jährige Patientin wurde wegen plötzlich aufgetretener Schmerzen in der Brust stationär aufgenommen. Am Vormittag waren plötzlich starke, als „zusammenschnürend" empfundene Schmerzen in der Brust aufgetreten, die in die linke Schulter und den Arm ausstrahlten. Der herbeigerufene Hausarzt wies die Patientin ins Krankenhaus ein.

▷ Frühere Anamnese und Familienanamnese
Die Patientin hat einen sitzenden Beruf (Kassiererin in einem Supermarkt) und ist starke Raucherin (ca. 15 Zigaretten pro Tag). Vor 25 Jahren erfolgte die Geburt eines makrosomen (s. u.) Kindes (4,7 kg, 54 cm). Vor 20 Jahren wurde wegen Gallensteinen eine Cholezystektomie durchgeführt. Seit ca. 10 Jahren wird die Patientin wegen einer arteriellen Hypertonie mit Betablockern behandelt. Vor zwei Jahren wurde bei einer Routineuntersuchung ein Diabetes mellitus festgestellt, der seither mit oralen Antidiabetika (Glibenclamid®, Metformin® und Acarbose®) (☞ Randspalte) behandelt wird. Die Patientin wurde jedoch nie bezüglich dringend erforderlicher diätetischer Maßnahmen oder der Durchführung notwendiger Stoffwechselkontrollen geschult.
Die Mutter ist im Alter von 62 Jahren an einem Schlaganfall gestorben. Der Vater habe „wohl etwas Zucker" gehabt und sei mit 58 Jahren an einem Herzinfarkt gestorben. Ihre Schwester (48 Jahre) hat einen Typ-2-Diabetes.

▷ Aufnahmebefund
59-jährige adipöse Patientin (163 cm, 96 kg, BMI 36,1). Bis auf Xanthelasmen (☞ Randspalte) an beiden Oberlidern unauffälliger körperlicher Untersuchungsbefund; Blutdruck 190/95; Puls 67/min.
Im EKG finden sich charakteristische Zeichen einer akuten myokardialen Ischämie (deutliche Hebung der ST-Strecke und verstrichene T-Welle).

▷ Laborbefunde
Bei Aufnahme wurden folgende **Laborbefunde** [Normwerte in Klammern] erhoben:
Blutbild: Hb 13,1 g/dl [12–15]; Erythrozyten: 4,16 Mio/µl [4–5,2], Morphologie unauffällig. Leukozyten 12,1/nl [4–10]; Thrombozyten 154/nl [150–350].
Serumchemie: Na: 148 mmol/l [135–150]; K: 4,2 mmol/l [3,5–5,0]; Creatinin: 1,35 mg/dl [0,5–1,2]; Glukose 15,6 mmol/l [3,9–5,6].
Creatinkinase (CK): 278 U/l [<80]; Troponin-T-Test: positiv [neg.]; Lactat-Dehydrogenase (LDH): 210 U/L [140–290]; γ-Glutamyl-Transferase (γ-GT) 123 U/l [4–18]; Aspartataminotransferase (AST): 34 U/l [<15]; Alaninaminotransferase (ALT): 67 U/l [<17]. Triglyceride 298 mg/dl [74–160]; Gesamtcholesterin: 293 mg/dl [<200]; LDL: 201 mg/dl [<150]; HDL: 32 mg/dl [>50]; Harnsäure: 10,2 mg/dl [2,6–6,4].
Bilirubin, alkalische Phosphatase, Amylase und Lipase lagen im Normbereich.
Spezialdiagnostik: HbA_{1c}: 9,3 % [4–6]
Urin: Spez. Gewicht 1,056 [1.003–1.030]; Protein negativ [neg.]; Glukose ++ [neg.], Ketone negativ [neg.].

Orale Antidiabetika sind Medikamente, die durch unterschiedliche Wirkungsmechanismen den Blutzuckerspiegel senken. **Sulfonylharnstoffe** (Glibenclamid®) stimulieren die Insulinsekretion der β-Zellen, **Biguanide** (Metformin®, Acarbose®) senken die Glukoseproduktion durch die Leber und **Thiazolidindione** erhöhen die periphere Insulinsensitivität.

Xanthelasmen: hellgelbe, plättchenförmige Ablagerungen von Cholesterin an den Augenlidern als Folge einer Lipidstoffwechselstörung.

Wie sind diese Befunde zu bewerten? Was bedeuten die erhöhten Enzymkonzentrationen im Serum?

Im Vordergrund stehen die einengenden, nach links ausstrahlenden Schmerzen in der Brust, die auf eine unzureichende Durchblutung und ischämische Schädigung des Herzmuskels (Myokardinfarkt) hinweisen. Dieser Verdacht wird durch den EKG-Befund und den Nachweis von wahrscheinlich aus dem Herzmuskel stammenden Enzymen im Blut bestätigt. Durch den Sauerstoffmangel gehen Herzmuskelzellen zugrunde und zelluläre Enzyme werden ins Blut freigesetzt, wo ihre Aktivität als wichtiges diagnostisches Kriterium bestimmt werden kann. Besonders charakteristisch für eine ischämische Herzmuskelschädigung ist der Anstieg der Serumkonzentrationen der CK, die überwiegend im Muskelgewebe lokalisiert ist, sowie der Transaminasen AST und ALT.

Welche erste Diagnose kann aufgrund der Befunde gestellt werden?

Neben den charakteristischen Schmerzen sprechen die bei der Patientin gemessenen pathologisch erhöhten Konzentrationen der CK, der Transaminasen AST und ALT sowie der γ-GT für eine akute Durchblutungsstörung des Herzmuskels (Myokardischämie) mit einer hypoxischen Myokardschädigung. Besonders der Nachweis des Muskelproteins Troponin T ist ein weiteres wichtiges diagnostisches Indiz für einen Zelluntergang. Sie können also hier die erste Diagnose **akute Myokardischämie (Myokardinfarkt)** stellen.

Welche weiteren Befunde und anamnestischen Daten müssen berücksichtigt werden?

Für das Vorliegen eines Myokardinfarktes infolge einer koronaren Herzerkrankung spricht auch, dass bei der Patientin mehrere kardiovaskuläre Risikofaktoren (Hypertonie, Hypercholesterinämie, Nikotinabusus, Übergewicht) vorliegen. Von besonderer Bedeutung ist jedoch ein offenbar schon länger bestehender Diabetes mellitus, der nicht ausreichend behandelt ist, wie die Hyperglykämie, die Glucosurie und die deutlich erhöhte Konzentration des glykosylierten Hämoglobins HbA_{1c} zeigen.

Welcher Typ von Diabetes liegt bei der Patientin vor?

Die Patientin zeigt das charakteristische Erscheinungsbild eines Typ-2 Diabetes mellitus, bei dem es sich um eine chronische Störung des Glukosestoffwechsels (☞ Zusammenfassung Glukosehomöostase) handelt, die vorwiegend im höheren Lebensalter auftritt. Neben den Leitsymptomen der Hyperglykämie und der daraus resultierenden Glucosurie finden sich in der Regel Übergewicht und eine Störung des Lipidstoffwechsels (Hypertriglyceridämie, Hypercholesterinämie). Zusätzlich liegen bei der Patientin mehrere Risikofaktoren für einen Typ-2 Dia-

betes (familiäre Belastung, anamnestisch wahrscheinlicher Schwangerschaftsdiabetes*, Bewegungsmangel) vor.
Aufgrund dieser charakteristischen Symptomkombination kann die zusätzliche Diagnose **Typ-2 Diabetes mellitus** gestellt werden.

Welcher Zusammenhang besteht zwischen dem akuten Krankheitsbild und dem Typ-2 Diabetes?

Die chronische Störung des Glukose- und Lipidstoffwechsels bei einem Typ-2 Diabetes führt gehäuft zu charakteristischen Folgeerkrankungen, unter denen Gefäßschäden an verschiedenen Organen (diabetische Mikro- und Makroangiopathie) eine besondere Rolle spielen (☞ Zusammenfassung Glukosehomöostase). Bei der diabetischen Makroangiopathie handelt es sich um arteriosklerotische Gefäßwandschäden an großen und mittleren Arterien, die bevorzugt in den Koronararterien und zerebralen Arterien lokalisiert sind und zu Durchblutungsstörungen und Ischämien im Herzmuskel (→ Herzinfarkt) oder im ZNS (→ Schlaganfall) führen können. Tatsächlich ist eine Erkrankung der Herzkranzgefäße die häufigste Todesursache bei Patienten mit Typ-2 Diabetes.

▷ Diagnose

Im geschilderten Fall handelt es sich also um eine typische Komplikation der Grundkrankheit, sodass die endgültige Diagnose **Myokardinfarkt bei Typ-2 Diabetes mellitus** gestellt werden kann.

Welche therapeutischen Maßnahmen ziehen Sie in Erwägung?

Neben der unmittelbaren Behandlung des Herzinfarktes muss selbstverständlich die pathologische Stoffwechselsituation der Grundkrankheit behandelt werden. Wegen der dem Typ-2 Diabetes zugrunde liegenden Insulinresistenz lässt sich die Stoffwechselstörung mit Insulin allein oft nicht ausreichend korrigieren, jedoch scheinen einige orale Antidiabetika (Thiazolidinedione) die Insulinresistenz positiv zu beeinflussen. Neben der Hyperglykämie muss auch die Hypercholesterinämie mit geeigneten Medikamenten behandelt werden. Häufig kann aber eine Änderung der Lebensweise mit Gewichtsreduktion, kontrollierter Diät, ausreichender Bewegung und Nikotinabstinenz zu einer deutlichen Besserung der diabetischen Stoffwechselstörung und zur Normalisierung der Blutlipide führen.

▷ Therapie und Verlauf

Die Patientin wurde auf die Intensivstation aufgenommen und die Behandlung der Myokardischämie (Sedierung, Sauerstoffzufuhr, Thrombolyse) eingeleitet. Nach Stabilisierung des Zustandes wurde die Patientin in ein Schulungsprogramm für Typ-2-Diabetiker mit dem Therapieziel, durch eine konsequente Gewichtsreduktion die Stoffwechselsituation ohne medikamentöse Behandlung zu normalisieren, aufgenommen.

---

* Die Geburt eines makrosomen (= ungewöhnlich schweren und großen) Kindes kann ein Hinweis auf eine diabetische Stoffwechsellage während der Schwangerschaft sein. Ursache für das gesteigerte Wachstum in der Fetalperiode ist die durch die mütterliche Hyperglykämie ausgelöste gesteigerte fetale Insulinsekretion, die eine anabole Stoffwechselsituation auslöst und das Wachstum stimuliert.

> **Quintessenz**
> Typ-2 Diabetes mellitus ist eine chronische Stoffwechselstörung, die durch eine Resistenz der peripheren Gewebe gegenüber der Wirkung von Insulin verursacht wird. Zahlreiche Risikofaktoren beeinflussen das Krankheitsbild, das durch verschiedene schwer wiegende Folgekrankheiten, unter denen die koronare Herzerkrankung eine wichtige Rolle spielt, kompliziert werden kann. Therapeutisch kann eine Umstellung der Lebensweise die Stoffwechselstörung positiv beeinflussen.

Weiterführende Literatur

Berger, M.: Diabetes mellitus. München, Urban & Fischer 2000.

Steppan et al.: „The hormone resisting links obesity to diabetes." Nature 409 (2001), p. 307–312.

Fall 6

▷ **Anamnese**

Ein jetzt 5½-jähriges Mädchen wird zur Abklärung eines unklaren Krankheitsbildes mit immer wieder auftretenden Episoden von Hypoglykämie und metabolischer Azidose, häufig im Zusammenhang mit banalen Infektionen der oberen Luftwege, stationär aufgenommen.

▷ **Frühere Anamnese**

Das Kind hat eine lange Krankheitsgeschichte hinter sich. Schon im Alter von sechs Monaten war es wegen einer „Lungenentzündung" stationär behandelt worden. Damals waren neben hohem Fieber und Atembeschwerden eine Vergrößerung der Leber und eine schwere metabolische Azidose festgestellt worden. Bei dieser Aufnahme war sie lebhaft und altersentsprechend entwickelt gewesen. Ihr Abdomen war aufgetrieben und der weiche Rand der Leber war acht cm unter dem Rippenbogen tastbar. Alle Blutwerte (einschließlich der Leberenzyme) waren zunächst normal, jedoch konnte durch eine kurze Nahrungskarenz eine Hypoglykämie von 8 mg/dl (0,44 mmol/l) ausgelöst werden. Eine Glucagoninjektion (1 mg i.m.) zu diesem Zeitpunkt führte nicht zum Anstieg des Blutzuckerspiegels. Wurde jedoch die gleiche Menge Glucagon 1 Stunde nach einer kohlenhydrathaltigen Mahlzeit verabreicht, stieg der Glukosespiegel innerhalb einer halben Stunde auf 60 mg/dl (3,4 mmol/l) an.

Um die Möglichkeit einer Glykogenspeicherkrankheit auszuschließen, wurde eine Leberbiopsie durchgeführt. Der Glykogengehalt war mit 1,4 % nicht exzessiv erhöht [Norm: ca. 5 %]. Die Aktivitäten der Glukose-6-Phosphatase, Glykogenphosphorylase, Amylo-1,6-Glucosidase, saurer Phosphatase, α-Glucosidase und Phosphoglucomutase (☞ Abb. 6.1) waren normal. Die histologische Untersuchung zeigte eine Auftreibung der Leberzellen durch fetthaltige Vakuolen ohne entzündliche oder fibrotische Veränderungen.

Das Kind wurde schließlich ohne spezifische Diagnose mit der Empfehlung entlassen, häufig kohlenhydratreiche Mahlzeiten zu sich zu nehmen und dabei Fructose-, Saccharose und sorbithaltige Nahrungsmittel zu meiden.

> **Welche Überlegungen führten zu der Diätempfehlung?**

Durch die regelmäßige Zufuhr von Kohlenhydraten soll einer Hypoglykämie vorgebeugt werden. Fructosehaltige Nahrungsmittel (Obst, Saccharose) sollten vermieden werden, da ihr Stoffwechselprodukt Fructose-1-P durch die Hemmung von Schlüsselenzymen der Glykogenolyse und Gluconeogenese hypoglykämisch wirken kann (☞ Abb. 7.1).

Während der nächsten Jahre entwickelte sich das Kind unter der empfohlenen Diät normal, jedoch wurde es mehrfach wegen akut aufgetretener hypoglykämischer Episoden stationär behandelt. Dabei wurden wiederholt Glucosespiegel unter 10 mg/dl (0,56 mmol/l) und arterielle pH-Werte unter 7,15 gemessen. Im Alter von 5½ Jahren wurde das Mädchen jetzt zur Abklärung der Krankheitsursache erneut stationär aufgenommen.

▷ **Familienanamnese**

Die Familienanamnese ergab, dass ein Bruder der Patientin im Alter von sechs Monaten gestorben war. Er schien bis einen Tag vor seinem Tod völlig normal entwickelt und gesund zu sein, als plötzlich eine nicht erklärbare, schwere metabolische Azidose auftrat. Die Autopsie ergab lediglich „auffällig starke fettige Veränderungen in der Leber", ähnlich denen, die bei seiner Schwester festgestellt wurden. Die Eltern und vier weitere Geschwister sind gesund.

Fall 6

Welche diagnostischen Überlegungen würden Sie aufgrund der anamnestischen Angaben und des Aufnahmebefundes anstellen?

Die **Familienanamnese** und die **frühe Manifestation** der Krankheit weisen auf einen angeborenen Stoffwechseldefekt mit wahrscheinlich autosomal rezessivem Erbgang hin.

Welches sind die wichtigsten Symptome und welche Diagnose sollte ihretwegen in Betracht gezogen werden?

Die durch Nahrungskarenz ausgelöste extreme **Hypoglykämie**, die durch verstärkte Lipolyse und Ketogenese zur **metabolischen Azidose** führt, deutet darauf hin, dass möglicherweise die Regulation des Blutzuckerspiegels betroffen ist.

Welche weiteren Untersuchungen würden Sie zur Klärung der Diagnose anstellen?

Im vorliegenden Fall werden zur genaueren Abklärung des Krankheitsbildes bei der Patientin die Auswirkungen einer Nahrungskarenz genauer analysiert. Außerdem wird zur Bestimmung weiterer Enzymaktivitäten nochmals eine Leberbiopsie durchgeführt.
Nach 12-stündigem Fasten über Nacht wurden die in der Tabelle angegebenen Werte gemessen. Diese verschlechterten sich während der nächsten Stunden extrem, wenn keine Nahrung aufgenommen wurde. Ein Glukosetoleranztest (1,75 g/kg Körpergewicht oral) und der Insulinspiegel waren normal, jedoch lösten Gaben von Fructose- und Glycerol (jeweils 1 g/kg Körpergewicht oral) eine Hypoglykämie aus.

Tab. 6.1: Effekt des Fastens auf die Patientin.			
Blutwerte	12 h	18 h	21 h
Glucose (mmol/l)	3,1	1,9	0,6
Blut-pH	7,4		7,15
Gesamt CO_2	25,0		9,3

Durch welche Regelmechanismen wird eine Hypoglykämie normalerweise vermieden?

Außer durch Nahrungsaufnahme (entfällt hier) wird der Blutzuckerspiegel unter normalen Bedingungen durch zwei Stoffwechselprozesse aufgefüllt: den Abbau von Leberglykogen **(Glykogenolyse)** und die Neusynthese von Glucose aus Lactat, Glycerol oder Aminosäuren **(Glukoneogenese)**. Beide Stoffwechselwege werden durch das Hormon Glukagon stimuliert und durch Insulin gehemmt.

Wie erklären Sie den Befund, dass die Gabe von Fructose und Glycerol zu einer Verstärkung der Hypoglykämie führt?

Die Auslösung einer reaktiven Hypoglykämie durch Fructose und Glycerol ist auf die toxische Wirkung von Fructose-Phosphaten (besonders Frct-1-P und Frct-1,6-

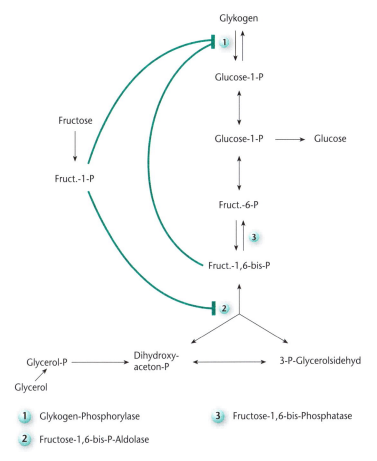

Abb. 6.1: Hemmung von Glykogenolyse und Glukoneogenese durch Fructose-Phosphate [3]

bisP) zurückzuführen, die effektive Inhibitoren wichtiger Enzyme der Glykogenolyse und Glukoneogenese (Glycogenphosphorylase bzw. FBP-Aldolase) sind. Dadurch werden die Aktivitäten dieser Enzyme weitgehend gehemmt (☞ Abb. 6.1).

Welchen Stoffwechseldefekt können Sie aufgrund der vorliegenden Befunde vermuten?

Offensichtlich ist bei der Patientin die Homöostase der Glukose gestört. Es könnte sowohl die Glykogenolyse als auch die Gluconeogenese betroffen sein. Störungen der Glykogenolyse, die durch verschiedene Enzymdefekte verursacht sein können, führen zu einer pathologischen Ablagerung von Glykogen in den Hepatozyten (= Glykogenspeicherkrankheiten [Glykogenosen]), bei denen in Abhängigkeit von dem betroffenen Enzym verschiedene Formen (Typ I–VI) unterschieden werden können. Glykogenosen gehen mit den gleichen Hauptsymptomen (Hypoglykämie und Ketoacidose bei Nahrungskarenz und Lebervergrößerung durch die intrazelluläre Ablagerung von Glykogen) einher. Diese Diagnose kann hier jedoch ausgeschlossen werden, da die Lebervergrößerung nicht auf einer Speicherung von Glykogen sondern von Lipiden beruht. Für einen normalen Glykogenstoffwechsel spricht auch der Befund, dass keiner der für eine Glykogenose verantwortlichen Enzymdefekte in der Leber nachgewiesen werden konnte und die Beobachtung, dass die Gabe von Glukagon nur kurz nach einer Kohlenhydratmahlzeit (Glykogenvorräte aufgefüllt), nicht aber nach längerem Fasten (Glykogenvorräte erschöpft), zum Anstieg des Blutzuckerspiegels führt. Das Hormon Glukagon mobilisiert durch Aktivierung der Glykogenphosphorylase sehr effizient den Glykogenabbau in der Leber und führt so sehr rasch zu einer Steigerung des Blutzuckerspiegels. Dieser Regulationsprozess ist bei der Patientin offensichtlich nur dann möglich, wenn durch eine vorhergegangene kohlenhydratreiche Mahlzeit die Glykogenvorräte in der Leber aufgefüllt wurden. Wenn diese Vorräte durch längeres Fasten bereits erschöpft sind, kann Glukagon nicht mehr wirken.

Da diese Befunde belegen, dass die Glykogenolyse bei der Patientin normal ablaufen kann, kann die Hypoglykämie nur auf einem Defekt der Gluconeogenese beruhen, bei dem eines der spezifischen Gluconeogeneseenzyme betroffen ist.

Die Bestimmung der wichtigsten Enzyme des Kohlenhydratstoffwechsels im Biopsiematerial zeigte in diesem Fall, dass alle untersuchten Enzyme bis auf eines eine normale Aktivität aufwiesen.

Welche wahrscheinliche Diagnose lässt sich unter Berücksichtigung aller erhobenen Befunde stellen? Welchen Enzymdefekt vermuten Sie?

Geht man von einem möglichen Defekt der Gluconeogenese aus, so sind für diesen Stoffwechselweg vier spezifische Enzyme in Betracht zu ziehen: Pyruvatkinase und Phosphoenolpyruvatcarboxykinase, Fructose-1,6-Bisphosphatase sowie Glucose-6-Phosphatase. Von diesen kann Glucose-6-Phosphatase, deren Aktivität in der Leber normal ist, ausgeschlossen werden. Während jedoch beim Gesunden eine Glucosebildung aus Glycerol ohne Schwierigkeiten möglich ist, ist dies bei der Patientin nicht der Fall. Der Gukoneogenesedefekt muss also zwischen Glycerol und Glukose liegen. Als betroffenes Enzym kommt daher nur Fructose-1,6-Bisphosphatase (**FBPase**) in Betracht. Ein Defekt dieses Enzyms würde auch erklären, dass Glycerol eine reaktive Hypoglykämie auslöst, da das zunächst gebildete Fructose-1,6-Bisphosphat sich anstaut und durch die Hemmung der Glykogenphosphorylase jede etwa noch vorhandene Glucosefreisetzung aus Glykogen blockiert.

▷ **Diagnose**

Die endgültige Diagnose **Hereditärer Fructose-1,6-Bisphosphatase-Mangel** wurde in diesem Fall durch den Nachweis des vollständigen Fehlens der FBPase-Aktivität im Leberbiopsiematerial gestellt.

Bei den bisher in der Literatur beschriebenen Fällen ist in der Regel das leberspezifische Isoenzym der FBPase betroffen, wodurch der Gluconeogenese-Defekt im Vordergrund der Erkrankung steht. Typischerweise werden die Episoden von Hypoglykämie und Azidose häufig durch – oft ganz banale – Infektionen ausgelöst (Fieber, Appetitlosigkeit). In diesem Zusammenhang wird auch eine Funktionsschwäche der Leukozyten durch Mangel an Glukose-6-Phosphat diskutiert.

▷ **Therapie und Verlauf**

Nach der Klärung des zugrunde liegenden Enzymdefektes würde das Kind mit der Verordnung einer vollständig fructose-, saccharose- und sorbitfreien Diät und der

Empfehlung, häufige Mahlzeiten einzunehmen, entlassen. Unter dieser Therapie entwickelte es sich in den folgenden Jahren normal.

Quintessenz
Glukose ist der wichtigste Energielieferant im Stoffwechsel. Sie wird bevorzugt vom zentralen Nervensystem als Energiequelle genutzt. Ihre Konzentration im Serum wird in einem engen Bereich reguliert. Jede Verringerung der Glukosekonzentration (Hypoglykämie) wird durch eine hormonelle Gegenregulation – vor allem durch Glukagon – ausgeglichen. Glukagon stimuliert dabei durch eine Aktivierung der Schlüsselenzyme Glykogenphosphorylase und PEP-Carboxykinase in der Leber sowohl die Glykogenolyse als auch die Glukoneogenese. Enzymdefekte in einem dieser beiden Glukose bereitstellenden Stoffwechselwege können bei längerer Nahrungskarenz oder bei Infektionen zu schweren, manchmal lebensbedrohlichen Hypoglykämien führen.

Weiterführende Literatur

Baker, L./Winegrad, A.: „Fasting Hypoglykaemia and metabolic acidosis associated with deficiency of hepatic fructose 1,6-diphosphatase activity." Lancet 2 (1970), pp. 13–16.

Montgomery/Dryer/Conway/Spector: Biochemistry. A case-oriented approach, 4th edition. Mosby, St. Louis 1983.

Steinmann/Gitzelmann/van den Berghe: „Disorders of fructose metabolism" Scriver/Beaudet/Sly/Valle (eds.): The Metabolic and Molecular bases of inherited disease, 8th edition. New York, McGraw Hill 2001, pp. 1489–1520.

Fall 7

▷ Anamnese

Ein 13 Jahre altes Mädchen wird aufgrund einer abdominellen Symptomatik mit Verdacht auf eine akute Appendizitis stationär eingewiesen. Zu diesem Zeitpunkt bestand ein deutlicher Druckschmerz am McBurney-Punkt, die rektal-axilläre Temperaturdifferenz betrug mehr als 1 °C, die Leukozyten waren auf 20500/µl angestiegen. Aufgrund dieser für eine akute Appendizitis charakteristischen Symptomatik wurde eine Operation eingeleitet.

Im Prämedikationsgespräch zwischen der Mutter der Patientin und dem Anästhesisten wurden keinerlei Unverträglichkeiten angegeben, jedoch erwähnte die Mutter, dass ihre Tochter eine ausgesprochene Abneigung gegen Süßigkeiten habe: „Mit Schokolade kann man sie jagen."

Intraoperativ fand sich eine phlegmonöse Appendizitis (= fortgeschrittene eitrige Entzündung des Wurmfortsatzes). Narkose (Halothan/Lachgas) und Operation verliefen komplikationslos.

Während der ersten vier postoperativen Tage erhielt die Patientin Infusionen mit etwa 250 g Fructose sowie 150 g Sorbitol. Am dritten postoperativen Tag traten Hämatemesis (Bluterbrechen) sowie Teerstühle auf.

Weiterhin kam es zu einer Polyurie. Laborchemisch fielen ein Quick-Wert von 3%, massiv erhöhte Transaminasen, ein Bilirubinanstieg (9,5 mg/dl), Zeichen einer Niereninsuffizienz (Kreatinin 3,3 mg/dl) sowie eine metabolische Azidose auf. Wegen zunehmender Symptomatik wurde das Mädchen aus dem auswärtigen Krankenhaus in eine Universitäts-Kinderklinik verlegt.

▷ Aufnahmebefund

Bei der Aufnahme des unruhig-komatösen Mädchens werden folgende Befunde erhoben: Keine Ansprechbarkeit, gezielte Abwehrreaktion auf Schmerzreize, Pupillenmotorik unauffällig, Muskeleigenreflexe nicht gesteigert, peripher schlechte Durchblutung und mäßige Zyanose, Herzfrequenz 130/min, Blutdruck 120/60 mm Hg, Pulse kräftig, deutliche Dyspnoe, Abdomen massiv gespannt, Leber wegen eines ausgeprägten Aszites nicht abgrenzbar, Darmgeräusche nicht auskultierbar.

Im CT des Schädels Zeichen eines beginnenden Hirnödems.

▷ Laborbefunde

Normwerte* in eckigen Klammern.
Blutzucker: 2 mg/dl [80–100].
Hämoglobin: 9,0 g/dl [12–16], Leukozyten 15000/µl [4000–10000], Thrombozyten 116000/µl [150000–300000].
Bilirubin: 9,0 mg/dl [1.0] mit einem direkten Anteil von 4,3 mg/dl [< 0,2].
Kreatinin: 6,1 mg/dl [< 1.1].
Harnstoff: 87 mg/dl [< 50], AST 702 U/L [< 15], ALT 1614 U/L [< 19].
Alkalische Phosphatase: 414 U/L [< 190].
Quick-Wert: 11 % [100].
PTT: 100 s [ca. 40].
Thrombinzeit: 35,4 s [15 ± 2].
Fibrinogen: 76 mg/dl [200–400].
Ammoniak: 315 µMol/L [< 50].

Diagnostische Zeichen bei einer typischen Appendizitis: 1. Druck- und Loslassschmerz am sog. McBurney-Punkt (= Mitte zwischen Nabel und re. Spina iliaca anterior superior) 2. rektale Temperatur > 1° höher als axillare, Leukozytose > 15000/µl.

Hämatemesis (Bluterbrechen) und Teerstühle (schwärzlich verfärbter teerartiger Stuhl) sind Zeichen einer Blutung im oberen Intestinaltrakt.

---

* Die Normwerte von Kindern dieses Alters können geringfügig unter den angegebenen Erwachsenenwerten liegen, ☞ Normwerttabelle.

Welche Symptome stehen bei diesem Krankheitsbild im Vordergrund?

Die schwerwiegende Symptomatik umfasst mehrere alarmierende Befunde: Neben den Zeichen einer schweren **intestinalen Blutung** (→ **Bluterbrechen, Teerstühle**), die offenbar auf eine **Gerinnungsstörung** (→ **Erniedrigung aller** gemessener **Gerinnungsfaktoren** und **Verlängerung der Gerinnungszeiten**) zurückzuführen ist, weist die **zentralnervöse Symptomatik** (→ **Koma, Hirnödem**) auf eine Gehirnschädigung hin, die sehr wahrscheinlich durch die massive Hypoglykämie ausgelöst und durch die mäßiggradige Hyperammonämie verstärkt wird. Außerdem finden sich Zeichen einer schweren **Leberschädigung**, die sich in der massiven Erhöhung des direkten Bilirubins und der Leberenzyme (alkalische Phosphatase, AST und ALT) äußert, sowie eines beginnenden **Nierenversagens** (→ **Polyurie**, Erhöhung der Konzentrationen von **Kreatinin** und **Harnstoff**, die als Stoffwechselendprodukte normalerweise rasch durch die Nieren ausgeschieden werden) (Bilirubin ☞ Glossar).

Auf welche gemeinsame Ursache lassen sich die klinischen Befunde zurückführen?

Im Vordergrund des Krankheitsbildes steht offensichtlich der Ausfall lebenswichtiger leberspezifischer Funktionen wie die Erhaltung der Glukosehomöostase (→ **Hypoglykämie**), die Entgiftung von Ammoniak (→ **Hyperammonämie**), und die Synthese von Gerinnungsfaktoren (→ **Gerinnungsstörung**). Der Mangel an Glukose und die neurotoxische Wirkung des Ammoniaks führen zum Hirnödem. Die wichtigsten klinischen Symptome und Laborbefunde lassen sich daher auf eine **schwere akute Leberschädigung** zurückführen. Die Leberschädigung ist wahrscheinlich auch die Ursache des Nierenversagens, da sie zu einer Minderdurchblutung und damit zu einem Funktionsverlust der Niere **(hepatorenales Syndrom)** führen kann.

Welche Ursache der Leberschädigung vermuten Sie?

Als Ursache eines derart massiven akut aufgetretenen Leberversagens kommt nur eine toxische Schädigung in Frage, die letztlich nur mit der Appendektomie und den daran anschließenden Therapiemaßnahmen zusammenhängen kann. Da Operation und Narkose ohne Komplikationen verliefen, muss dabei in erster Linie an die postoperative Infusionstherapie mit Fructose- und Sorbitollösungen und an die Möglichkeit einer Fructoseunverträglichkeit gedacht werden. Dieser Verdacht konnte nach der Aufnahme in die Kinderklinik durch eine ausführliche Ernährungsanamnese erhärtet werden. Die Eltern des Kindes gaben an, das Mädchen habe bereits im Alter von acht Wochen bei Einführung der Beikost Ernährungsprobleme mit heftigem Erbrechen gehabt. Im Laufe der weiteren Entwicklung habe sich eine Aversion gegen Obst, Süßspeisen, Fruchtbonbons und einige Gemüsesorten entwickelt. Bei jedem Verstoß gegen diesen „Selbstschutz" seien heftige Brechattacken aufgetreten. Anamnestisch wurden auch rezidivierende Bauchschmerzen angegeben.

Welche Verdachtsdiagnose wird durch die Ernährungsanamnese nahe gelegt?

Die Abneigung gegen Obst, bestimmte süße Gemüse und Süßigkeiten ist charakteristisch für Patienten mit einer Fructose-Verwertungsstörung und legt unmittelbar den Verdacht auf eine angeborene Fructoseintoleranz nahe.

Welche Vorsichtsmaßnahmen müssen bei einem derartigen Verdacht getroffen werden?

Allein der Verdacht auf eine Fructoseintoleranz, der durch die Anamnese ausgelöst werden sollte, muss zum strikten Ausschluss von Fructose-haltigen Lebensmitteln aus der Ernährung führen. Auf keinen Fall darf, wie bei dieser Patientin, Fructose oder Sorbitol parenteral gegeben werden (Kunstfehler!).

Welches sind natürliche Fructosequellen?

Fructose findet sich in hoher Konzentration als Monosaccharid in Honig und vielen Obst- und Gemüsesorten. Als Bestandteil des Rohr- bzw. Rübenzuckers Saccharose ist sie in den meisten Süßigkeiten und Süßspeisen enthalten. Der Zuckeralkohol Sorbitol, der vor allem bei der parenteralen Ernährung Verwendung findet, kann durch das in vielen Geweben vorhandene Enzym Sorbitoldehydrogenase in einer NAD^+-abhängigen Reaktion rasch zu Fructose oxidiert werden.

Wie wird Fructose im Stoffwechsel verwertet? Worauf beruht ihre potentielle Toxizität?

Fructose kann von allen Geweben verwertet werden. Sie wird jedoch nach der Resorption im Dünndarm hauptsächlich in der Leber durch das Enzym Fructokinase rasch zu Fructose-1-Phosphat phosphoryliert. Fructose-1-Phosphat wird anschließend durch die Fructose-1-Phosphat-Aldolase (Aldolase B) in Glycerolaldehyd und Dihydroxyaceton-Phosphat gespalten, die beide in Glykolyse oder Gluconeogenese eingeschleust werden können. Das zunächst gebildete Fructose-1-Phosphat ist ein effektiver Inhibitor mehrerer wichtiger Enzyme des Kohlenhydratstoffwechsels, besonders der Glykogenphosphorylase und der Fructose-1,6-Diphosphataldolase (Aldolase A). Es hemmt daher sowohl die Glykogenolyse als auch die Gluconeogenese und führt durch die Hemmung der Bereitstellung von Glukose durch die Leber zur Hypoglykämie (☞ Abb. 7.1)

Da die Spaltung von Fructose-1-Phosphat langsamer verläuft als seine Bildung durch die Fructokinase, kommt es auch beim Stoffwechselgesunden nach Fructosebelastung zu einem vorübergehenden Anstau von Frct-1-P mit der Gefahr einer Hypoglykämie. Fructose ist daher ein potentiell sehr gefährlicher Ersatz für Glukose bei der parenteralen Ernährung. Der Zuckeralkohol Sorbitol kann sowohl durch die Sorbitoldehydrogenase zu Fructose als auch durch die Polyoldehydrogenase zu Glukose oxidiert werden.

Fructose bzw. Sorbitol wurden in den letzten Jahrzehnten des vorigen Jahrhunderts häufig als Glukoseersatzstoffe in Infusionslösungen verwendet, da diese Zucker sehr rasch und insulinunabhängig vom Gewebe aufgenommen und zu Glukose umgewandelt werden. Sie galten deshalb als besonders effiziente Energiequelle. Inzwischen wird jedoch wegen ihrer potentiellen Toxizität auf diese Zucker verzichtet.

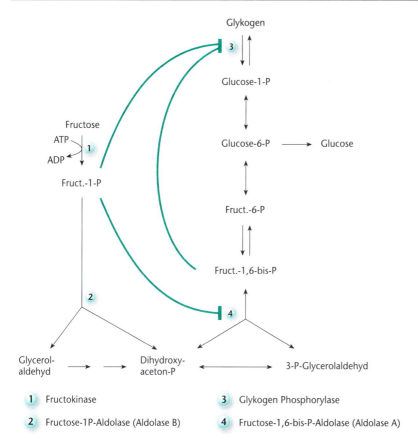

Abb. 7.1: Stoffwechsel der Fructose und toxische Wirkung von Fructose-1-P [3]

Der toxische Effekt kann bei einem angeborenen Defekt des Fructosestoffwechsels noch erheblich verstärkt werden.

> Welchen spezifischen Stoffwechseldefekt würden Sie
> bei der Patientin vermuten? Begründen Sie Ihre Überlegungen.

Da sich die beobachteten Symptome durch eine toxische Wirkung von Fructose-1-Phosphat erklären lassen, liegt die Vermutung nahe, dass der Abbau dieses Metaboliten auf einem Defekt der Fructose-1-Phosphat-Aldolase beruhen könnte. Die Zufuhr großer Mengen von Fructose in diesem Fall würde zum Anstau großer Mengen von Fructose-1-Phosphat führen, die den toxischen Effekt extrem verstärken würden.

▷ **Diagnose**

> Wie könnte dieser Verdacht bestätigt werden?

Im geschilderten Fall wurde aus endoskopisch gewonnener Dünndarmschleimhaut der Patientin die Diagnose gesichert. Es war keine Aktivität der Fructose-1-

Phosphat-Aldolase **(Aldolase B)** nachweisbar [normal 0,5–2,0 nmol/min × mg Protein], die Aktivität der Fructose-1,6-diphosphat-Aldolase **(Aldolase A)** lag dagegen mit 0,83 nmol/min × mg Protein im Normbereich (0,6–2,5). Damit war die endgültige Diagnose **Hereditäre Fructoseintoleranz** eindeutig bestätigt.

Die hereditäre Fructoseintoleranz ist ein relativ seltener (ca. 1:200000) autosomal rezessiv vererbter Defekt der Fructose-1-Phosphataldolase **(Aldolase B)**, der vorwiegend die Leber, die Niere und die Dünndarmschleimhaut betrifft. Der Defekt verhindert die Verwertung von Fructose-1-Phosphat, sodass es durch den Anstau von extrem hohen Konzentrationen zu einer vollständigen Hemmung von Glykogenolyse und Glukoneogenese in der Leber mit der daraus resultierenden schweren Hypoglykämie kommt. Durch die Hemmung der Glykolyse-spezifischen **Aldolase A** wird außerdem die Glykolyse und damit die ATP-Gewinnung in der Leber unterbrochen. Zudem werden durch die Phosphorylierung der Fructose große Mengen von ATP verbraucht, die nicht wieder regeneriert werden können. Zusammen führen diese Defekte zu der schweren toxischen Leberzellschädigung, wie sie bei dieser Patientin auftrat.

▷ **Therapie und Verlauf**
Im weiteren Verlauf wurde eine bilanzierte Flüssigkeits- und Elektrolytsubstitution vorgenommen, und die Patientin wurde kontrolliert beatmet. Die anfängliche Polyurie (= pathologisch vermehrte Harnausscheidung) war rasch in eine Anurie (= Urinausscheidung < 100 ml/24 h) übergegangen, die mehrfache Hämodialysen zur Reduzierung harnpflichtiger Substanzen erforderlich machte. Wegen der desolaten Gerinnungsverhältnisse wurde zweimal eine Plasmapherese (= Blutplasmaaustausch) durchgeführt. Am neunten postoperativen Tag wurden erstmals lichtstarre Pupillen beobachtet, der Kornealreflex (= reflektorischer Lidschluss bei Berührung der Hornhaut) war erloschen, es konnten keine Schmerzreaktionen ausgelöst werden. Im Schädel-Computertomogramm zeigte sich trotz intensiver antiödematöser Therapie ein massives Hirnödem ohne Anreicherung von Kontrastmittel. Im Nadel-EEG fand sich wiederholt eine Null-Linie. Die Patientin starb am elften postoperativen Tag an Herz-Kreislaufversagen.

> **Sind Sie der Meinung, dass der fatale Ausgang der Operation hätte vermieden werden können? Begründen Sie Ihre Ansicht!**

Patienten mit hereditärer Fructoseintoleranz sind, solange sie nicht mit Fructose belastet werden, vollständig asymptomatisch. Es besteht kein Anlass, eine Stoffwechselstörung zu vermuten. Die orale Aufnahme des Zuckers führt aber zu Übelkeit und Erbrechen, weshalb die Patienten lernen, Fructose-haltige Nahrungsmittel zu meiden.

Die Frage, ob der Tod des Kindes hätte vermieden werden können, ist leider eindeutig mit Ja zu beantworten. Ohne Zweifel wurde das tödliche Leber- und Nierenversagen durch die parenterale Zufuhr der Fructose ausgelöst, die auf keinen Fall infundiert werden durfte. Schon der Hinweis der Mutter vor der Operation, dass ihre Tochter eine Abneigung gegen Süßigkeiten habe, hätte den Verdacht auf eine mögliche Fructoseintoleranz lenken und zur Vermeidung von Fructose- oder Sorbitolinfusion führen müssen.

Quintessenz
Das in vielen Nahrungsmitteln enthaltene Monosaccharid Fructose wird in der Leber rasch und effizient durch zwei spezifische Reaktionen verwertet, die Phosphorylierung zu Fructose-1-Phosphat und die anschließende Spaltung zu Glycerinaldehyd und Dihydroxyaceton. Ein angeborener, autosomal rezessiv vererbter Defekt in diesem Stoffwechselweg führt zur Fructoseintoleranz, bei der eine Belastung mit Fructose durch den Anstau des toxischen Zwischenproduktes Fructose-1-Phosphat, das durch die Hemmung der Glykogenolyse und der Gluconeogenese eine massive Hypoglykämie auslöst, zu einem tödlichen Leberversagen führen kann.

Quelle
M. Rey, R. Behrens, G. Zeilinger: „Fatale Folgen einer Fructose-Infusion bei undiagnostizierter Fructose-Intoleranz." Deutsche Medizinische Wochenschrift 1988; 113(23), S. 945–947. Georg Thieme Verlag Stuttgart.

Weiterführende Literatur
Steinmann/Gitzelmann/van den Berghe: „Disorders of fructose metabolism." Scriver/Beaudet/Sly/Valle (eds.): The Metabolic and Molecular Bases of inherited Disease, 8th edition, New York, McGraw Hill 2001, pp. 1489–1520.

Fall 8

▷ Anamnese

Ein kleines Mädchen wird an seinem achten Lebenstag wegen eines massiven Gewichtsverlustes von 500 g in die Kinderklinik eingewiesen. Die Schwangerschaft und die Geburt zum Termin bei einem Geburtsgewicht von 3500 g waren normal verlaufen. Im Laufe der ersten Lebenswoche trat jedoch beim Stillen eine deutliche und zunehmende Trinkschwäche auf. Das Kind begann, die Nahrung zu verweigern, nach jeder Mahlzeit zu erbrechen und jämmerlich zu schreien. Es wurde zunehmend apathisch und nahm rasch an Gewicht ab.

▷ Aufnahmebefund

Bei der Aufnahme fällt neben dem reduzierten Allgemeinzustand mit einem verminderten Muskeltonus ein deutlicher Haut- und Sklerenikterus (= gelbliche Verfärbung der Skleren der Augen) auf. Die Leber war 3 cm unter dem Rippenbogen tastbar. Eine Splenomegalie (Vergrößerung der Milz) bestand nicht. An der rechten Ferse fand sich eine entzündete Einstichstelle.

▷ Laborbefunde

Bei den Laborbefunden fällt neben einem erhöhten Bilirubinwert (Gesamtbilirubin 17,6 mg/dl [normal: 1–2 mg/dl], direktes Bilirubin 4,6 mg/dl [normal: < 1 mg/dl], ein erniedrigter Quick-Wert (14 %) und eine deutlich erhöhte Galaktosekonzentration im Blut von 1,6 mg/dl [normal: < 0,1 mg/dl] auf.
Die übrigen Laborbefunde waren im Normbereich.

Randnotiz: Das beim Abbau der Erythrozyten in der Milz entstehende schwer lösliche (indirekte) Bilirubin wird in der Leber durch Glukuronidierung in das gut lösliche (direkte) Bilirubin umgewandelt. Eine Erhöhung des indirekten Bilirubins ist in der Regel Ausdruck einer gesteigerten Hämolyse, während die Erhöhung des direkten Bilirubins auf eine Behinderung des Gallenabflusses oder auf eine Leberzellschädigung hinweist.

Welche erste Diagnose lässt sich aufgrund dieser Anamnese und Befunde stellen?

Das sehr frühe Auftreten der Symptome weist auf einen angeborenen Stoffwechseldefekt hin, der offensichtlich zu einer Nahrungsunverträglichkeit führt. Dieser Verdacht wird durch die erhöhte Galaktosekonzentration im Blut bestätigt, die zeigt, dass dieser Zucker nicht verwertet werden kann. Die erste **Verdachtsdiagnose** lautet demnach **angeborene Galaktoseverwertungsstörung (Galaktosämie)**.

Woher stammt die Galaktose im Blut des Kindes?

Das Monosaccharid Galaktose ist Bestandteil des Milchzuckers Lactose, der im Dünndarm durch die im Bürstensaum der Enterozyten lokalisierte Disaccharidase Lactase zu Glukose und Galaktose hydrolysiert wird. Galaktose ist damit eine wesentliche Energiequelle für Säuglinge, sie muss jedoch zunächst in Glukose umgewandelt werden.

Wie wird Galaktose normalerweise verwertet?

Der Hauptweg des Galaktosestoffwechsels umfasst drei spezifische Enzyme: Galaktokinase, Galaktose-1-Phosphat-Uridyltransferase (Uridyltransferase) und UDP-Galaktose-4'-Epimerase (Epimerase) (☞ Abb. 8.1), die in vielen Geweben vorhanden sind. Der Galaktoseabbau findet jedoch vorwiegend in der Leber statt, in die der Zucker über die Pfortader zunächst gelangt.

▷ Diagnose

Welche Enzymdefekte könnten zu einer Galaktosämie führen?

Für jedes der drei spezifischen Enzyme des Galaktosestoffwechsels sind genetisch bedingte Defekte bekannt, die alle zum Krankheitsbild der Galaktosämie führen. Die einzelnen Enzymdefekte können zu unterschiedlich schweren Verlaufsformen führen. Die biochemischen Folgen bei allen Störungen des Galaktosestoffwechsels sind abnorm hohe Konzentrationen von Galaktose und ihren Stoffwechselprodukten im Blut und in den Körpergeweben mit zum Teil lebensbedrohlichen klinischen Konsequenzen. Toxische Leber- und Gehirnschädigungen sind besonders gefährlich. Als Ursache werden die Bildung toxischer Nebenprodukte (Gal-1-Phosphat, Galaktitol, Galaktonsäure, Galaktosamin), die bedingt durch die hohe Galaktose-Konzentration durch normalerweise nur in geringem Umfang genutzte Nebenreaktionen entstehen, und ein ATP-Mangel (Erschöpfung der intrazellulären ATP-Konzentration durch Bildung des zu seiner Regeneration nicht weiter verwertbaren Gal-1-P) diskutiert. Der genaue Toxizitätsmechanismus ist jedoch nicht klar. Im geschilderten Fall konnte die Diagnose Galaktosämie bereits durch den Nachweis der erhöhten Galaktose-Konzentration im Blut gestellt werden. Die erhöhte Konzentration des direkten Bilirubins (→ **Ikterus**) sowie die Blutgerinnungsstörung (→ **erniedrigter Quick-Wert**) zeigen, dass bereits ein Leberzellschaden vorliegt. Die neurologischen Symptome (→ **Apathie, Trinkschwäche, verminderter Muskeltonus**) könnten auf eine beginnende ZNS-Schädigung hinweisen.

Die definitive Diagnose einer **Galaktosämie bei Galaktose-1-Phosphat-Uridyltransferase-Mangel** lässt sich durch eine Enzymbestimmung in den Erythrozyten, die normalerweise sämtliche Enzyme des Galaktosestoffwechsels enthalten, stellen. Im geschilderten Fall wurde dabei ein vollständiges Fehlen der Uridyltransferase-Aktivität festgestellt, während die Aktivitäten von Galaktokinase und Epimerase im Normbereich lagen.

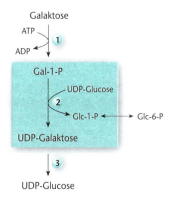

① Galaktokinase
② Galaktose-1-P-Uridyltransferase
③ UDP-Galaktose Epimerase

Abb. 8.1: Galaktosestoffwechsel [3]

Als Ursache dieses Enzymdefektes sind über 150 verschiedene autosomal rezessiv vererbte Defekte im Strukturgen der Uridyltransferase (GALT-Gen) beschrieben worden.

▷ **Therapie und Verlauf**

Welche Therapie würden Sie vorschlagen?

Selbstverständlich muss bei dieser Diagnose durch eine galaktosefreie Diät eine weitere Belastung der Patientin vermieden werden. Dies bedeutet, dass die Patienten nicht gestillt werden können und auch jede mit Kuhmilch hergestellte Babynahrung ausgeschlossen werden muss. Die notwendige Energiezufuhr kann in der Klinik zunächst bis zur Behebung des kritischen Zustandes durch Glukose-Infusionen gewährleistet werden und später kann eine kommerziell erhältliche galaktosefreie Nahrung (auf Soja- oder Casein-Basis) gefüttert werden.

Durch Vermeidung des toxischen Effekts der Galaktose ist eine normale Entwicklung der Patienten möglich. Es ist deshalb sehr wichtig, die Diagnose möglichst früh zu stellen, damit die Therapie eingeleitet werden kann, bevor irreparable ZNS-Schäden aufgetreten sind. Gleich nach der Aufnahme wurde auf der Intensivstation eine Infusionstherapie (7,5 % Glukose plus Elektrolyte) eingeleitet, unter der sich das Kind rasch erholte. Unter der weiteren Infusionstherapie besserte sich der Zustand rasch. Das Mädchen wurde zusehends reger, zeigte ein zunehmend aktives Trinkverhalten und nahm wieder zu. Nachdem die Diagnose eindeutig gesichert worden war, konnte das Mädchen nach drei Wochen in gutem Allgemeinzustand mit einem Gewicht von 3250 g nach Hause entlassen werden. Für die noch weiter notwendige galaktosearme Ernährung wurde ein kommerzielles Diätpräparat verordnet.

Quintessenz
Galaktose, die eine der wichtigsten Energiequellen des Säuglings darstellt, wird durch eine Sequenz von drei spezifischen Reaktionsschritten, die durch die spezifischen Enzyme Galaktokinase, Galaktose-1-Phosphat-Uridyltransferase und UDP-Galaktose-4'-Epimerase katalysiert werden, zu Glukose-1-Phosphat umgewandelt. Genetisch bedingte Defekte in einem der drei Enzyme, die autosomal rezessiv vererbt werden, führen zum Krankheitsbild der Galaktosämie, das durch hohe Galaktose-Konzentrationen im Blut mit der Folge toxischer Schädigungen von Leber und zentralem Nervensystem charakterisiert ist. Bei rechtzeitiger Diagnose und konsequenter galaktosefreier Ernährung können diese toxischen Schädigungen vermieden und eine normale Entwicklung der betroffenen Patienten gewährleistet werden.

Quelle
Originalfall der Ruhr-Universität Bochum, mit freundlicher Genehmigung von Prof. Dr. Rieger.

Weiterführende Literatur
Holton et al. (2001): „Galactosemia." Scriver/Beaudet/Sly/Valle (eds.): The Metabolic and Molecular Bases of inherited Disease, 8th edition. New York, McGraw Hill 2001, pp. 1553–1587.

Fall 9

▷ **Anamnese**

Die Patientin, ein vier Monate altes Mädchen, war 14 Tage vor der Aufnahme in die Kinderklinik an einem fieberhaften Infekt mit Tachypnoe (beschleunigte Atmung infolge Sauerstoffmangels) und zunehmender Trinkschwäche erkrankt. In den letzten Tagen war sie auffallend apathisch gewesen und hatte etwa 300 g an Gewicht verloren. Sonst unauffällige Vorgeschichte.

▷ **Aufnahmebefund**

Bei der Aufnahme war das Kind in einem deutlich beeinträchtigten Allgemeinzustand. Es hatte Fieber (38,1 °C) und eine beschleunigte und vertiefte Atmung. Es bestand eine regelmäßige Tachykardie von 170/min, sonst am Herzen kein auffälliger Befund. Die Leber war ca. 5 cm unter dem Rippenbogen relativ derb tastbar.

▷ **Laborbefunde**

Normwerte in eckigen Klammern.
Blutzucker: 2 mmol/l [4,4–5,6 mmol/l], Blut-pH 7,26 [7,40].
Lactat: 15 mmol/l [< 2 mmol/l].
pCO_2: 19 mmHg [40 mmHg].
Basenabweichung: –17,4 mmol/l [+3 – –3 mmol/l]
Serum-Triglyceride: 2387 mg/dl [< 200 mg/dl].
Im Urin war Aceton deutlich positiv, sonst keine auffälligen Befunde.

> **Wie sind diese Befunde zu bewerten?**
> **Welche Verdachtsdiagnose wird dadurch nahe gelegt?**

Neben dem akuten fieberhaften Infekt, der offenbar das Krankheitsbild verstärkt, wird die Symptomatik durch die **metabolische Azidose (→ Blut-pH < 7,40)** bestimmt, bei der es sich vorwiegend um eine durch die Erhöhung der Milchsäurekonzentration (→ **Lactat** 15 mmol/l) verursachte Lactatazidose handelt. Daneben zeigt der Nachweis von Aceton im Urin, dass auch Ketonkörper zu dieser metabolischen Azidose beitragen, die zur Erniedrigung des pCO_2 und zum Basendefizit mit kompensatorischer Tachypnoe führt.

Eine (durch einen Infekt ausgelöste oder verstärkte) **Hypoglykämie und Azidose** bei einem Kleinkind lässt an eine Störung der Glukosehomöostase denken, die auf einem angeborenen Defekt der Glykogenolyse oder der Gluconeogenese beruhen könnte. Zusammen mit der derben Lebervergrößerung (die normale Leber überragt den Rippenbogen nicht und ist weich) ist diese Kombination von Symptomen so charakteristisch für eine Glykogenabbaustörung, dass sie bereits die Verdachtsdiagnose einer Glykogenspeicherkrankheit (Glykogenose) nahe legt. Jedoch müssen auch noch andere Ursachen für eine derartige Symptomatik in Betracht gezogen werden (☞ Fall 6).

> **Durch welche zusätzlichen Analysen kann die Verdachtsdiagnose eindeutig bestätigt werden?**

Am sichersten lässt sich die Diagnose einer Glykogenspeicherkrankheit mithilfe einer Leberbiopsie durch die histologische Untersuchung des Biopsiematerials, den Nachweis einer abnormen Glykogenablagerung in den Hepatozyten und durch die Enzymaktivitätsbestimmung im Lebergewebe stellen. Die Diagnose kann molekulargenetisch bestätigt werden.

Im geschilderten Fall wurde wegen der bestehenden Hypoglykämie und Azidose unmittelbar nach der Aufnahme eine Glukose- und Na-Bicarbonatlösung in-

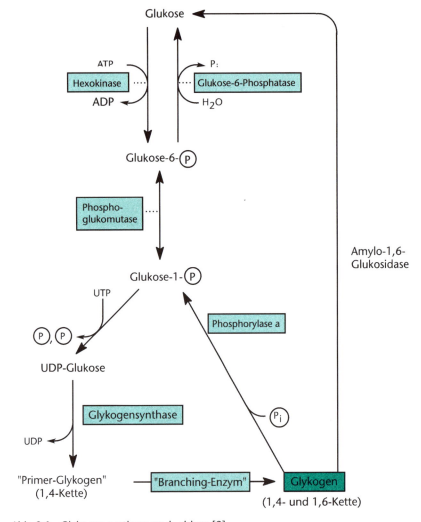

Abb. 9.1: Glykogensynthese und -abbau [2]

travenös infundiert, was zu einer raschen Besserung des Zustandes und der Laborparameter führte. Als sich daraufhin der Zustand der Patientin stabilisiert hatte, konnte die Diagnose durch eine Leberbiopsie gesichert werden. Dabei zeigte das histologische Bild aufgetriebene, stark vergrößerte Parenchymzellen, die große Mengen von normalem Glykogen enthielten.
Die biochemischen Analysen im Biopsiematerial ergaben folgende Werte:
Glykogengehalt: 9,9 g/100 g Gewebe [normal: < 8 g/100 g],
Glykogenstruktur: normale Verzweigung,
Enzymaktivitäten: Glucose-6-Phosphatase: 0 nmol/min//mg Protein [Norm: 20–80 nmol/min//mg]. Phosphorylase a + b, Phosphorylasekinase, Frct-1,6-Bisphosphatase, Amyloglucosidase und Verzweigungsenzym (branching enzyme) zeigten normale Werte.
Aufgrund des histologischen Bildes und des überhöhten Glykogengehalts kann im vorliegenden Fall die Verdachtsdiagnose einer Glykogenose bestätigt werden.

Es sind mehr als zehn verschiedene Typen von Glykogenosen (Typ I bis IX mit Subtypen) bekannt, die durch unterschiedliche Enzymdefekte im Glykogenstoffwechsel (☞ Abb. 9.1) hervorgerufen werden. Bei allen kommt es in der Leber und/oder der Skelettmuskulatur zur Ablagerung größerer Mengen von Glykogen. Das gespeicherte Glykogen weist je nach der Art des Defektes eine normale oder eine abnorm verzweigte Struktur auf.

Die Störung des Glykogenabbaus in der Leber führt durch Ablagerung großer Mengen von Glykogen zur **Hepatomegalie** und zu einer Störung der Glukosehomöostase, die sich in häufigen **Hypoglykämien** äußert.

Welcher angeborene Stoffwechseldefekt lässt sich bei dem Kind diagnostizieren?

Im geschilderten Fall zeigt der **histologische Befund** in der Leberbiopsie eine massive Vermehrung von normalem Glykogen. Dadurch werden die Glykogenose-Typen, die durch Defekte des branching oder des debranching enzyme bedingt sind, ausgeschlossen. Von den anderen Glykogenose-Typen kommt am ehesten ein Glucose-6-Phosphatase-Defekt in Frage, da dabei Glykogen von normaler Struktur abgelagert wird und sowohl Glykogenolyse als auch Gluconeogenese betroffen sind. Die Diagnose wird durch das Fehlen der Glc-6-Phosphatase-Aktivität bei normalen Aktivitäten der anderen Enzyme des Glykogenstoffwechsels im Biopsiematerial bestätigt.

Im vorliegenden Fall kann die Diagnose der **Glykogenose-Typ Ia (Glukose-6-Phosphatase-Defekt)** durch den Nachweis der fehlenden Glukose-6-Phosphataseaktivität eindeutig gestellt werden. (Nach dem Erstbeschreiber wird die Krankheit auch als **von Gierke**sche Krankheit bezeichnet). In neuester Zeit wird die invasive Enzymaktivitätsmessung aus Lebergewebe zunehmend durch die nicht invasive Mutationsanalyse des Glucose-6-Phosphatase-Gens aus Blut ersetzt.

Dieser Enzymdefekt erklärt alle beobachteten klinischen Symptome: Die Unfähigkeit der Leber, bei Bedarf ausreichende Mengen von Glukose bereitzustellen, führt zu der beobachteten **Hypoglykämie**. Das nicht verbrauchte Glucose-6-Phosphat wird vermehrt über die Glykolyse zu Pyruvat abgebaut, das zu Lactat reduziert wird (→ **Lactatazidose**) oder über die Pyruvat-Dehydrogenasereaktion große Mengen von Acetyl-CoA für eine exzessive Triglyceridsynthese liefert (→ **Hypertriglyceridämie**).

Da die Glucose-6-Phosphatase vorwiegend in der Leber, jedoch nicht in der Skelettmuskulatur vorkommt, kann nur Leberglykogen, nicht aber das Muskelglykogen für die rasche Auffüllung des Blutglucosespiegels durch die Glykogenolyse genutzt werden. Es kommt daher bei diesem Glykogenosetyp (im Gegensatz zu anderen Typen) nicht zur Glykogenablagerung im Muskel.

▷ **Therapie und Verlauf**

Welche therapeutischen Schritte müssen als Erstes eingeleitet werden?

In dem akuten kritischen Zustand müssen als Erstes die lebensbedrohliche Hypoglykämie und Azidose behandelt sowie die auslösende Infektion bekämpft werden. Nach Besserung des Allgemeinzustandes empfiehlt sich zur Vermeidung von Hypoglykämie-Attacken eine Diät mit häufigen kleinen Kohlenhydrat-Mahlzeiten, durch die der Butzuckerspiegel in einem normalen Bereich gehalten werden kann. Bei hypoglykämischen Krisen ist in der Regel eine stationäre Behandlung mit Glucoseinfusionen erforderlich.

Im geschilderten Fall wurde die Patientin aufgrund der Symptomatik und Verdachtsdiagnose sofort mit Glukose- und Bicarbonat-Infusionen behandelt, die zu einer raschen Besserung des akuten Bildes führten. Nach Stellung der endgültigen Diagnose konnte sie in gutem Zustand mit einer Diätempfehlung von häufigen Kohlenhydratmahlzeiten (2 g Kohlenhydrate/kg Körpergewicht in kommerzieller Babynahrung alle 3 Std.) entlassen werden. Weiter wurde die regelmäßige Kontrolle des Blutzuckerspiegels empfohlen.

Quintessenz
Glykogenspeicherkrankheiten beruhen auf angeborenen Defekten des Glykogenstoffwechsels, vorwiegend der Glykogenolyse. Die Unfähigkeit, Glykogen abzubauen, führt zu einer Störung der Glukosehomöostase, die sich in einer Hypoglykämie mit metabolischer Azidose äußert, und zur Ablagerung exzessiver Mengen von Glykogen in der Leber und/oder der Skelettmuskulatur. Ein Defekt der Glukose-6-Phosphatase sowie Defekte in verschiedenen Enzymen des Glykogenstoffwechsels (Glykogenphosphorylase, Phosphorylase-Kinase, branching oder debranching enzyme) führen zu unterschiedlichen Typen von Glykogenspeicherkrankheiten, die sich durch das betroffene Organ und die Struktur des gespeicherten Glykogens unterscheiden.

Quelle
Prof. Dr. Rieger, Originalfall der Ruhr-Universität Bochum.

Weiterführende Literatur
Chen, Y.-S.: „Glycogen storage diseases." Scriver/Beaudet/Sly/Valle (eds.): The Metabolic and Molecular Bases of inherited Disease, 8th edition. New York, McGraw Hill 2001, pp. 1521–1551.

Zusammenfassung Glukosehomöostase

▷ **Glukose**

D-Glukose, der Blutzucker, ist die wichtigste Energiequelle im menschlichen Organismus. Einige Organe – in erster Linie das Gehirn, das bei ausreichender Kohlenhydratzufuhr stündlich 5 g Glukose verbraucht – decken ihren Energiebedarf fast ausschließlich aus Glukose und sind deshalb auf eine kontinuierliche Bereitstellung von Glukose angewiesen.

Ohne ausreichende Zufuhr führt der fortwährende Glukoseverbrauch innerhalb kurzer Zeit zu einem lebensbedrohlichen Absinken der Glukosekonzentration im Blut (→ **Hypoglykämie**). Auf der anderen Seite sind jedoch auch zu hohe Glukosekonzentrationen (→ **Hyperglykämie**) schädlich, da Glukose mithilfe seiner reaktionsfreudigen Aldehydgruppe mit verschiedenen Proteinen spontan reagieren kann. Derartige Modifikationen von extrazellulären Matrixproteinen, die als advanced glycosylation endproducts (AGEs) bezeichnet werden, können zu Funktionsstörungen und Schäden an kleinen Blutgefäßen führen.

Die Aufrechterhaltung einer optimalen Blutzuckerkonzentration ist deshalb eine der wichtigsten Funktionen des Stoffwechsels, für die die Stoffwechselleistungen mehrerer Organe (Leber, Muskulatur, Fettgewebe) durch hormonale Kontrollen koordiniert werden müssen. Dabei spielen die antagonistisch wirkenden Hormone **Glucagon** und **Insulin** die bedeutendste Rolle.

Der Glukosebedarf wird durch die Kohlenhydratzufuhr aus der Nahrung gedeckt. Um jedoch auch bei Nahrungskarenz den Bedarf decken und eine ausreichende Glukosekonzentration im Blut aufrechterhalten zu können, stehen in der Leber zwei wichtige Glukose liefernde Stoffwechselwege zur Verfügung:
- Freisetzung von Glukose aus dem Speicherpolysaccharid Glykogen (**Glykogenolyse**) und
- de-novo-Synthese von Glukose aus Nicht-Kohlenhydraten, in erster Linie Aminosäuren oder Lactat (**Glukoneogenese**).

▷ **Glucagon**

Beide Wege werden durch **Glucagon** stimuliert, das bei einem Absinken des Blutzuckerspiegels aus den α-Zellen der Langerhans'schen Inseln freigesetzt wird und zunächst durch Aktivierung der Glykogenphosphorylase die Glykogenolyse in der Leber stimuliert.

Die Bedeutung dieses Prozesses für die Aufrechterhaltung der Glukosekonzentration im Blut wird durch die schwere Hypoglykämie von Patienten mit Glykogenose (☞ **Fall 9**) illustriert, bei denen die Freisetzung von Glukose aus Glykogen nicht möglich ist.

Bei längerem Fasten und bei Hunger stimuliert Glucagon durch die Induktion der Schlüsselenzyme der Glukoneogenese die de-novo-Synthese von Glukose aus Aminosäuren.

Defekte in diesem Stoffwechselweg führen, wie zu erwarten, ebenfalls zu einer schweren Hypoglykämie (☞ **Fall 10**).

▷ **Insulin**

Der Gegenspieler des Glucagons ist **Insulin**, das beim Anstieg der Blutzuckerkonzentration nach einer kohlenhydratreichen Mahlzeit aus den β-Zellen der Langerhans'schen Inseln freigesetzt wird.

Insulin ist das wichtigste anabole Hormon, dessen physiologische Wirkung vorwiegend darauf ausgerichtet ist, die aufgenommenen Nährstoffe rasch und effektiv zum Aufbau von Körpersubstanz (körpereigene Proteine) oder Energiespeichern (Glykogen und Speichertriglyzeride) zu verwerten. Zu diesem Zweck stimuliert Insulin in seinen Zielgeweben – in erster Linie Skelettmuskulatur, Fettgewebe und Leber – anabole Stoffwechselwege wie die Proteinsynthese, die Lipogenese und die Glykogensynthese, und hemmt gleichzeitig die gegenläufigen katabolen Prozesse (Proteolyse, Lipolyse und Glykogenolyse) (☞ Abb. ZG 1.1).

Im Vordergrund der Insulinwirkungen steht dabei die rasche Stimulation der Glukoseaufnahme in der Muskulatur und im Fettgewebe. In der Leber fördert Insulin die Glykogensynthese und -speicherung und hemmt die Glukoneogenese und die Ketogenese. Im Fettgewebe führt es zur Steigerung der Synthese von Fettsäuren und Speichertriglyzeriden und zur Hemmung der Lipolyse. Außerdem fördert Insulin die Proteinbiosynthese und hemmt die intrazelluläre Proteolyse, ein Effekt der sich besonders in der Muskulatur bemerkbar macht.

Welche biochemischen Mechanismen liegen der Stoffwechselregulation durch Insulin zugrunde?

Die unterschiedlichen Stoffwechseleffekte des Insulins beruhen auf relativ wenigen biochemischen Mechanismen, die ausgelöst werden, wenn Insulin in seinen Zielgeweben an seinen spezifischen Rezeptor bindet. Dabei handelt es sich um eine membranständige Rezeptortyrosinkinase, die durch die Bindung des Hormons aktiviert wird und Signalwege stimuliert, die zur Aktivierung oder Inaktivierung von Schlüsselenzymen der einzelnen Stoffwechselabschnitte durch Phosphorylierung bzw. Dephosphorylierung oder zur Induktion oder Repression dieser Schlüsselenzyme führen. Die Steigerung der Glukoseaufnahme in den Zielgeweben beruht auf der Translokation von Glukosetransportermolekülen (GLUT4), aus intrazellulären Vesikeln in die Zellmembran.

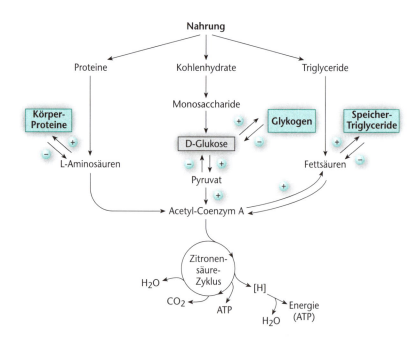

Abb. ZG 1.1: Integration der zentralen Stoffwechselwege durch Insulin. [3]
⊕: Stimulierung; ⊖: Hemmung durch Insulin

Durch die antagonistische Wirkung von Insulin und Glucagon kann unter normalen Bedingungen die Glukosekonzentration im Blut und in der extrazellulären Flüssigkeit unabhängig vom Ausmaß der Kohlenhydratzufuhr mit der Nahrung weitestgehend konstant auf dem optimalen Wert von 4–5,5 mmol/l gehalten werden. In diesem dynamischen Gleichgewicht aus Glukoseverbrauch und -zufuhr kann es jedoch bei einem Versagen der Regulationsmechanismen zu schwersten Stoffwechselstörungen kommen, unter denen in den entwickelten Ländern der Diabetes mellitus die am weitesten verbreitete (und zur Zeit stark zunehmende) Krankheit darstellt.

Wodurch wird ein Diabetes mellitus verursacht?

Beim Diabetes mellitus handelt es sich um eine schwere Störung des Gleichgewichts im Glukosestoffwechsel, die durch einen Mangel an Insulin verursacht wird. Aufgrund unterschiedlicher Krankheitsbilder und der zugrunde liegenden Ursachen lassen sich zwei Formen des Diabetes mellitus unterscheiden, die als Typ 1- und Typ 2-Diabetes bezeichnet werden. Der **Typ-1-Diabetes**, der meistens akut im jüngeren Lebensalter auftritt und durch eine Zerstörung der Insulin produzierenden β-Zellen verursacht wird, ist durch einen absoluten Insulinmangel gekennzeichnet und führt häufig zu einer akut lebensbedrohlichen Stoffwechselkrise (☞ **Fall 4**). Der **Typ-2-Diabetes**, der in der Regel eine chronisch schleichende Erkrankung des höheren Lebensalters darstellt, ist dagegen auf die Kombination eines relativen Insulinmangels und einer Resistenz gegenüber Insulin zurückzuführen (☞ **Fall 5**).

Diese unterschiedlichen Diabetestypen sind auf unterschiedliche Ursachen zurückzuführen. Während bei einem Typ-1-Diabetes gewöhnlich eine Zerstörung der Insulin produzieren β-Zellen der Langerhans'schen Inseln durch eine Virusinfektion (z. B. Coxsackie B) oder durch eine Autoimmunreaktion (Insulitis) einen absoluten Insulinmangel hervorruft, sind die Ursachen des Typ-2-Diabetes komplexer. Es liegen dabei sowohl eine unzureichende Insulinsekretion als auch eine partielle Resistenz der peripheren Gewebe gegenüber Insulin vor. Eine wichtige Rolle scheint dabei die Adipositas zu spielen, die bei Typ-2-Diabetikern fast regelmäßig vorliegt und die möglicherweise eine Insulinresistenz auslöst. Als mögliche molekulare Ursache dafür wird die Sekretion eines als Resistin bezeichneten hormonartigen Signalproteins durch die Adipozyten angesehen, das in Skelettmuskulatur und Leber eine Resistenz gegenüber Insulin bewirkt (vgl. Steppan). Ein derartiger Mechanismus würde die beobachtete starke Korrelation zwischen Adipositas und Typ-2-Diabetes mellitus erklären.

Welche weiteren Risikofaktoren beeinflussen die Entstehung eines Diabetes mellitus?

Für die Entstehung eines Diabetes existieren mehrere weitere Risikofaktoren. Eine besondere Rolle spielen dabei genetische Faktoren, sodass eine familiäre Belastung als ein bedeutender Risikofaktor für die Entstehung beider Typen des Diabetes mellitus angesehen werden muss.

Häufig tritt auch ein Typ-2-Diabetes bei einem so genannten metabolischen Syndrom (eine Kombination von Übergewicht, Bluthochdruck und Hyperlipämie) auf. Bei Frauen kann sich ein bestehendes Diabetesrisiko auch während einer Schwangerschaft als so genannter Schwangerschaftsdiabetes manifestieren, bei dem sich aufgrund einer durch die mütterliche Hyperglykämie verursachten Insulinüberproduktion des Fötus oft ungewöhnlich große und schwere Kinder mit einem Geburtsgewicht über 4000 g entwickeln (diabetische Fetopathie).

Welche klinischen Befunde sind bei einem Diabetes mellitus zu erwarten?

Wichtigstes Leitsymptom des Diabetes mellitus ist die **Hyperglykämie** mit Erhöhung des Nüchternblutzuckerspiegels über den Normalwert von 3,9–5,5 mmol/l. Sie beruht in erster Linie auf der gestörten Aufnahme von Glukose in der Muskulatur und im Fettgewebe und kann durch eine gesteigerte Gluconeogenese in der Leber noch verstärkt werden, da diese nicht durch Insulin gehemmt wird. Wird die Rückresorptionsschwelle der Niere für Glukose (ca. 11–14 mmol/l) im Blut überschritten, kommt es zur **Glukosurie**.

Aufgrund ihrer osmotischen Wirkung werden mit der Glukose große Mengen Lösungswasser ausgeschieden und es kommt zur **Polyurie,** die zu weiteren Flüssigkeitsverlusten führt, auf die das charakteristische **Durstgefühl** und die typische **Abgeschlagenheit** und **Müdigkeit** des Diabetikers zurückzuführen sind. Obgleich die Erhöhung des Blutzuckerspiegels als wichtigstes Kriterium für die Diagnose Diabetes mellitus angesehen wird, beschränken sich die Konsequenzen eines Insulinmangels nicht auf Störungen des Kohlenhydratstoffwechsels. Eine wichtige Rolle spielt auch die Störung der Lipidstoffwechselkontrolle, bei der zwei Effekte im Vordergrund stehen: Da die Synthese der Lipoproteinlipase, des wichtigsten Enzyms für die Verwertung von Triglyzeriden aus dem Serum, von einem ausreichenden Insulinspiegel abhängig ist, können die aus der Nahrung stammenden und die endogen gebildeten Triglyzeride, die in den Chylomikronen bzw. den VLDL vorliegen, nicht mehr ausreichend abgebaut werden. Dadurch kommt es zur **Hyperlipidämie**, die ihrerseits wieder zu atherosklerotischen Veränderungen von größeren Gefäßen (besonders Koronar- und Hirngefäße) führen kann.

Daneben kann die durch den Insulinmangel verminderte Lipogenese und gesteigerte Lipolyse im Fettgewebe zu einem gesteigerten Angebot von freien Fettsäuren führen. Durch den Abbau (β-Oxidation) dieser Fettsäuren in der Leber kommt es zu einem gesteigerten Angebot von Acetyl-CoA und zu einer verstärkten Ketogenese, durch die es zum Anstau von sauren Ketonkörpern im Blut und zu einer **metabolischen Azidose** kommen kann. Von diesen Störungen des Lipidstoffwechsels wird die durch die gesteigerte Ketogenese ausgelöste metabolische Azidose vorwiegend beim Typ-1-Diabetes beobachtet, während die Hyperlipidämie und ihre Folgekrankheiten eher beim Typ-2-Diabetes eine Rolle spielen.

Welche typischen Laborbefunde sind zu erwarten?

Charakteristisch für eine diabetische Stoffwechselstörung ist die **Hyperglykämie** mit einem Nüchternblutzuckerspiegel > 6,7 mmol/l sowie die Ausscheidung von Glukose im Urin **(Glukosurie)**. Die Konzentration des glykosylierten **HbA$_{1c}$**, das durch die spontane Reaktion von Glukose mit Aminogruppen des Hämoglobins entsteht, ist ein wichtiger Indikator für Intensität und Dauer der Hyperglykämie. Als Konsequenz der Lipidstoffwechselstörung finden sich häufig eine **Hypertriglyzeridämie** und eine **Hypercholesterinämie** und – als Ausdruck einer verstärkten Ketogenese – eine Hyperketonämie und **Ketonurie**.

Welche therapeutischen Maßnahmen würden Sie zur Kontrolle der diabetischen Stoffwechselstörungen für erforderlich halten?

In Abhängigkeit von der vorherrschenden klinischen Symptomatik erfordern die klinischen Typen des Diabetes mellitus eine unterschiedliche Behandlung.

Bei beiden Typen des Diabetes mellitus muss die Hyperglykämie korrigiert werden. In vielen Fällen kann eine Normalisierung des Blutzuckerspiegels bereits durch eine Einschränkung der Kohlenhydratzufuhr (Diät) und eine Steigerung des Glukoseverbrauchs durch körperliche Aktivität erreicht werden. Wenn diese Maßnahmen nicht ausreichen, muss Insulin substituiert werden. In manchen Fällen kann auch die endogene Insulinproduktion des Patienten durch Medikamente (orale Antidiabetika) stimuliert werden.

Welche gesundheitlichen Konsequenzen sind bei einem unzureichend behandelten Diabetes mellitus zu erwarten?

Als Konsequenz einer chronischen diabetischen Stoffwechselstörung können, besonders bei Typ-2-Diabetes, verschiedene, oft zum Tode der Patienten führende, charakteristische Folgeerkrankungen auftreten, die als diabetische Mikroangiopathie und diabetische Makroangiopathie zusammengefasst werden können. Dabei handelt es sich um atherosklerotische Schädigungen größerer Gefäße **(Makroangiopathie, arterielle Verschlusskrankheit)**, die durch die Hypercholesterinämie bedingt sind, und um Kapillarschädigungen **(Mikroangiopathie)**, die vorwiegend durch die chronische Hyperglykämie ausgelöst werden. Durch die spontane Glykosylierung von Strukturproteinen der Basalmembran von Kapillaren (Typ IV-Kollagen, Laminin, Fibronektin), kommt es zu Strukturveränderungen (Verdickung) und einer Permeabilitätsstörung der Basalmembran, die zu einer Hypoxie und Ernährungsstörung des versorgten Gewebes führen kann. Besonders betroffen sind aufgrund ihrer strukturellen Besonderheiten die Netzhaut, die Glomerulumkapillaren der Niere und die Versorgungsgefäße der peripheren Nerven. An der Netzhaut kommt es durch Kapillarschäden mit Mikroaneurysmen und Blutungen zur **diabetischen Retinopathie**, die nicht selten zur Erblindung führt. In der Niere kommt es durch eine pathologische Verdickung der Glomerularmembran, die zu einer Proteinurie und Einschränkung der Filtrationsleistung bis hin zum Nierenversagen führen kann, zur **diabetischen Nephropathie**. Die Schädigung der peripheren Nerven **(diabetische Neuropathie)** äußert sich in Sensibilitätsstörungen und Lähmungserscheinungen.

Wie erklären Sie, dass als häufiger diabetischer Spätschaden eine Nekrose oder Gangrän der Zehen (diabetischer Fuß) auftritt?

Diese schwer wiegende Komplikation, die nicht selten eine Amputation erforderlich macht, wird durch die Kombination einer peripheren Neuropathie mit einer makroangiopathisch bedingten Verschlusskrankheit der Beinarterien verursacht, die sich am distal gelegenen Gewebe am stärksten auswirken.

Weiterführende Literatur

Berger, M. (Hrsg.): Diabetes mellitus, 2. Aufl. München, Urban & Fischer Verlag 2002.

Steppan et al.: „The hormone resistin links obesity to diabetes." Nature 409 (2001), S. 307–312.

Fall 10

▷ **Anamnese**

Der 59-jährige Patient, der schon seit über 20 Jahren an äußerst schmerzhaften Entzündungen nahezu aller Gelenke (Arthritis) leidet, wird von seinem behandelnden Arzt zur Überprüfung und eventuellen Neueinstellung der Therapie in eine Spezialklinik eingewiesen, nachdem erneut heftige Entzündungen an den Gelenken beider Füße aufgetreten waren.

▷ **Familienanamnese**

Der Vater und ein Onkel des Patienten litten unter Gicht. Der Patient selbst hatte sich bis zum Auftreten der ersten Krankheitssymptome immer gesund gefühlt. Als er Ende 20 war, waren ganz akut die ersten sehr schmerzhaften Entzündungsschübe im Mittelfußbereich und an den Zehen- und Fingergelenken aufgetreten. In den folgenden Jahren hatten sich im Bereich dieser Gelenke mehrere harte, nicht druckschmerzhafte Knoten (so genannte Tophi) gebildet, die zu einer so erheblichen Bewegungseinschränkung führten, dass der Patient mit 40 Jahren als Invalide berentet werden musste. Seither wurde er kontinuierlich internistisch betreut.

Trotz einer medikamentösen Therapie und einer strengen Diät (kein Alkohol, keine Innereien, wenig Fleisch), die er auch strikt befolgte, kam es wiederholt zu neuen Entzündungsschüben, auch an größeren Gelenken (besonders dem linken Ellbogengelenk), und zur Bildung neuer Knoten. Bei der chirurgischen Eröffnung eines dieser Knoten war festgestellt worden, dass er eine kreideähnliche kristalline Masse enthielt, die bei der Analyse als Harnsäure identifiziert wurde.

▷ **Aufnahmebefund**

Bei der Aufnahme des Patienten (176 cm, 71 kg) bestand eine starke, sehr druckempfindliche Rötung beider Füße bis über die Knöchel. An Finger- und Zehengelenken fanden sich beidseits zahlreiche knotige Verdickungen, die zum Teil chirurgisch eröffnet waren. Die klinischen Befunde an Herz und Lungen waren unauffällig. Eine NMR-Untersuchung zeigte, dass beide Füße von großen Tophi durchsetzt waren.

▷ **Laborbefunde**

Als klinische Entzündungszeichen fanden sich: Erhöhung der BKS (84/105 mm), des α_2-Globulins (10,4 %) und der Leukozytenzahl (11/nl) (Normwerte ☞ Tabelle). Bei der Blutuntersuchung fand sich neben den für eine akute Entzündung typischen Parametern und Zeichen einer hypochromen Anämie (Hb 10,7 g/dl, Eisen 23 µg/dl) vor allem eine Erhöhung des Harnsäurespiegels von 9,6 mg/dl [normal < 6,4 mg/dl].

Die Harnsäureausscheidung im Urin lag bei mehreren Messungen deutlich unter der Norm. Die Aktivität der Hypoxanthin-Guanin-Phosphoribosyltransferase (HGPRTase) lag im Normbereich.

▷ **Diagnose**

> **Welche Verdachtsdiagnose kann aufgrund der klinischen Befunde gestellt werden?**

Plötzlich auftretende, außerordentlich schmerzhafte Entzündungen von Gelenken besonders an Fingern und Zehen – vorzugsweise am Großzehengrundgelenk – in Verbindung mit knotigen Deformationen sind so charakteristisch für einen akuten Gichtanfall, dass bereits aufgrund der klinischen Befunde die Verdachtsdiagnose Gicht nahe liegt. Dieser Verdacht bestätigt sich durch den Nach-

---

Tophi sind umschriebene, meist schmerzfreie Ablagerungen von Natriumuratkristallen, die sich an Gelenken, Sehnen und Knorpelgewebe bilden können.

Charakteristische Laborbefunde bei akuten Entzündungen: Erhöhung der Blutkörperchen-Senkungsgeschwindigkeit (BKS), Erhöhung der Leukozytenzahl (Leukozytose), Zunahme der α_2-Globulinfraktion in der Serumelektrophorese, Erhöhung des C-reaktiven Proteins.

weis einer Erhöhung des Harnsäurespiegels (**Hyperurikämie**), die für eine Gicht pathognomonisch ist. Die Hyperurikämie verursacht Entzündungen und führt zu knotigen Harnsäureablagerungen im Gelenkbereich (sog. Gichttophi). Eine Hyperurikämie allein ist noch nicht krankhaft, sondern als Hinweis auf eine Stoffwechselstörung anzusehen. Erst in Verbindung mit Krankheitssymptomen wie Gelenkentzündungen und Bildung von Tophi spricht man von Gicht.

Was ist Harnsäure und woher stammt sie?

Harnsäure, das Endprodukt des Purinstoffwechsels, entsteht bei Abbau der Purinnukleotide (d)AMP und (d)GMP, die beim intrazellulären Abbau von Nukleinsäuren anfallen. Ihre Bildung aus Xanthin bzw. dessen Vorstufe Hypoxanthin, wird durch das Enzym Xanthin-Oxidase katalysiert.

Harnsäure ist im wässrigen Milieu der Extrazellulärflüssigkeit nur schlecht löslich, und kann bei einem Anstieg ihrer Konzentrationen über 6,4 mg/dl in Form von Natriumuratkristallen ausfallen. Dies geschieht bevorzugt in Gelenken, wobei besonders die kleinen Gelenke in Füßen und Händen – typischerweise das Großzehengrundgelenk – betroffen sind. In der Synovialflüssigkeit ausgefällte Uratkristalle werden dort von Leukozyten phagozytiert, was zur Freisetzung von Entzündungsmediatoren führt, die die äußerst schmerzhaften Gelenkentzündungen (Gichtarthritis) auslösen. Zusätzliche kann die Ausfällung von Uratkristallen in Nierengewebe und in den ableitenden Harnwegen zum Nierenversagen und zur Bildung von Nierensteinen (= häufige Komplikation einer Hyperurikämie) führen.

Wodurch kann eine Erhöhung des Harnsäurespiegels verursacht werden?

Grundsätzlich unterscheidet man zwischen primärer und sekundärer Hyperurikämie bzw. Gicht. Die primäre, in der Regel genetisch bedingte Hyperurikämie (→ familiäre Belastung) ist auf eine spezifische Ausscheidungsstörung für Harnsäure oder auf Störungen des Purinstoffwechsels zurückzuführen, die durch verschiedene Enzymdefekte hervorgerufen werden. Einer sekundären Hyperurikämie können andere, nicht den Purinstoffwechsel betreffende, Erkrankungen zugrunde liegen (z. B. Niereninsuffizienz oder gesteigerter Zellzerfall bei malignen Tumoren) (☞ Fall 24). Auch eine exzessive Zufuhr von Purinen mit der Nahrung kann zur Hyperurikämie führen.

Welchen Typ der Hyperurikämie kann man bei dem Patienten vermuten?

Das spontane Auftreten der Gichtsymptome bei Fehlen von klinischen Zeichen einer anderen Grundkrankheit und vor allem die familiäre Belastung lassen im geschilderten Fall an das Vorliegen einer primären Hyperurikämie denken. Diese Vermutung wird durch den Befund unterstützt, dass trotz der Erhöhung der Harnsäurekonzentration im Serum die Harnsäureausscheidung im Urin verringert ist. Man kann also davon ausgehen, dass bei diesem Patienten, wie bei den meisten Patienten mit primärer Gicht, eine Ausscheidungsstörung für Harnsäure vorliegt. Der wesentliche Teil der Harnsäureausscheidung in der Niere beruht auf einer aktiven Sekretion durch die Zellen des proximalen Tubulus, sodass eine Störung dieser Funktion zur Hyperurikämie führt.

Entzündungsmediatoren: von spezialisierten Entzündungszellen (Leukozyten und Lymphozyten) freigesetzte pharmakologisch wirksame niedermolekulare Verbindungen (biogene Amine, Eikosanoide) und Proteine (Zytokine), die die klinische Entzündungsreaktion (Rötung + Schwellung + Erwärmung + Schmerz) auslösen bzw. verstärken.

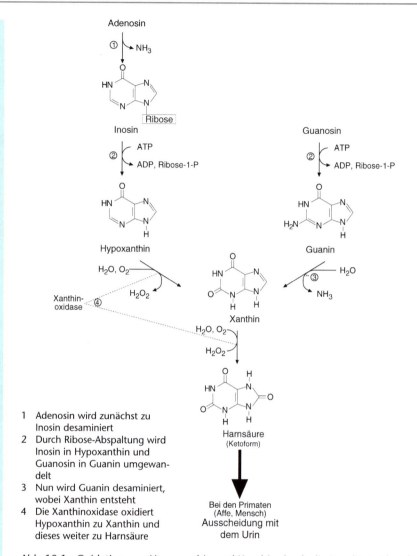

1. Adenosin wird zunächst zu Inosin desaminiert
2. Durch Ribose-Abspaltung wird Inosin in Hypoxanthin und Guanosin in Guanin umgewandelt
3. Nun wird Guanin desaminiert, wobei Xanthin entsteht
4. Die Xanthinoxidase oxidiert Hypoxanthin zu Xanthin und dieses weiter zu Harnsäure

Abb. 10.1: Oxidation von Hypoxanthin und Xanthin durch die Xanthinoxidase [2]

Welche Enzymdefekte im Purinstoffwechsel könnten ebenfalls zu einer primären Hyperurikämie bzw. Gicht führen?

Im Purinstoffwechsel besteht ein fein abgestimmtes Gleichgewicht zwischen Biosynthese und Verbrauch bzw. Abbau der gebildeten Nukleotide.
Zur Bereitstellung ausreichender Mengen von Purinnukleotiden für die Nukleinsäuresynthese stehen im Purinstoffwechsel zwei Wege zur Verfügung.
Die Purinnukleotide können
- entweder aus einfachen Vorstufen in einem komplizierten, 14 enzymatische Reaktionen umfassenden anabolen Stoffwechselweg (**de-novo-Purinsynthese**) oder

- unter Verwendung von Purinbasen, die als Zwischenprodukte beim Abbau anfallen, **(Purinwiederverwertung/salvage pathway)** gebildet werden.

Schlüsselreaktion der de-novo-Synthese ist die Bildung von Phosphoribosylamin (PRA) aus Glutamin und 5-Phosphoribosyl-1-Pyrophosphat (PRPP). Das diese Reaktion katalysierende Enzym Phosphoribosylamidotransferase (PRATase) unterliegt einer komplexen allosterischen Kontrolle (☞ Glossar). Es wird durch die die Endprodukte der Biosynthese IMP, AMP und GMP gehemmt und durch sein Substrat PRPP aktiviert. (☞ Abb. 10.2A).

Das Schlüsselenzym der Wiederverwertung ist die Hypoxanthin-Guanin-Phosphoribosyltransferase (HGPRTase), die die Umsetzung der freien Purinbasen Hypoxanthin und Guanin mit PRPP zu IMP bzw. GMP katalysiert (☞ Abb. 10.2B).

Seltene genetisch bedingte Enzymdefekte in einem dieser beiden Stoffwechselwege können zu extremen Hyperurikämien mit frühzeitig auftretender Gicht führen. Dabei stehen zwei Defekte im Vordergrund:

Zu einer unregulierten Überproduktion von Purinen mit anschließendem verstärktem Abbau zu Harnsäure und massiver Hyperurikämie kann es kommen, wenn durch eine gesteigerte Synthese von PRPP die PRATase kontinuierlich aktiviert wird. Ursache für diese Störung ist eine überaktive PRPP-Synthetase, die gegenüber der normalen physiologischen Rückkopplungskontrolle durch die Endprodukte IMP und AMP resistent ist.

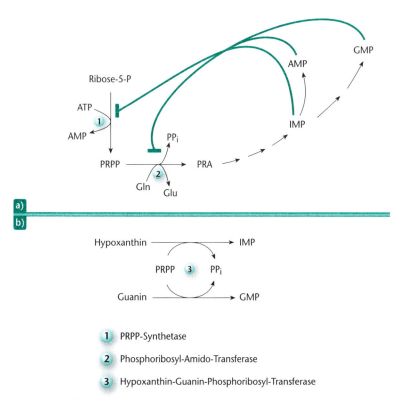

1. PRPP-Synthetase
2. Phosphoribosyl-Amido-Transferase
3. Hypoxanthin-Guanin-Phosphoribosyl-Transferase

Abb. 10.2A: Schema der de-novo-Synthese von Purinnukleotid und ihrer Regulation durch Rückkopplungshemmung von PRPP-Synthetase und PRATase [3]
Abb. 10.2B: Reutilisierung von Hypoxanthin und Guanin im salvage pathway durch die HGPRTase [3]

Auch ein partieller oder vollständiger Defekt der HGPRTase führt zu einer verminderten Synthese von IMP und AMP im Wiederverwertungsweg und zu einer Erhöhung des PRPP-Spiegels, die wiederum zur Steigerung der de novo-Synthese führt.

Interessanterweise führt ein vollständiger HGPRTase-Mangel nicht nur zu einer primären Hyperurikämie, sondern auch zu einer ungewöhnlichen psychologischen Störung mit einer Neigung zu Autoaggression und Selbstverstümmelung (sog. Lesch-Nyhan-Syndrom) (☞ Abb. 10.3).

Im geschilderten Fall kann ein HGPRTase-Defekt durch den Nachweis einer normalen Aktivität ausgeschlossen werden, und der Nachweis einer verminderten Harnsäureausscheidung erlaubt die endgültige Diagnose **Primäre Gicht bei Harnsäureausscheidungsstörung**.

Welche therapeutischen Maßnahmen würden Sie empfehlen?

Da die Hyperurikämie Ursache der Krankheit ist, muss in erster Linie versucht werden, den Harnsäurespiegel zu senken. Als erste Maßnahme kommt dafür eine purinarme Diät (Einschränkung von Fleisch, Fisch, Hülsenfrüchten und Hefe) in Frage. Alkohol muss unbedingt gemieden werden, da der Abbau von Ethanol zu einer Lactatazidose führt, die durch zwei Mechanismen einen Gichtanfall provozieren kann. Einmal ist die Löslichkeit der Harnsäure bei niedrigen pH-Werten vermindert und außerdem hemmt Lactat die tubuläre Harnsäuresekretion.

Da diätetische Maßnahmen in der Regel nicht ausreichen, muss eine Hyperurikämie häufig mit spezifischen Medikamenten behandelt werden.

Der akute Gichtanfall kann symptomatisch mit entzündungshemmenden Mitteln bekämpft werden. Dabei hat sich das Pflanzenalkaloid Colchicin, das die durch die Leukozyten ausgelöste Entzündungsreaktionen hemmt, bewährt. Zur Dauertherapie der ursächlichen Hyperurikämie stehen dagegen verschiedene Harnsäure senkende Medikamente zur Verfügung. Urikosurica fördern die Ausscheidung der Harnsäure durch die Niere, während Urikostatika wie Allopurinol die Harnsäurebildung vermindern. Das Harnsäureanalogon Allopurinol ist ein kompetitiver Inhibitor der Xanthinoxidase und verhindert die Oxidation von Xanthin und Hypoxanthin, die besser löslich sind und daher besser ausgeschieden werden können als das Reaktionsprodukt Harnsäure.

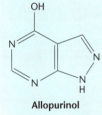

Allopurinol

Abb. 10.4: Allopurinol

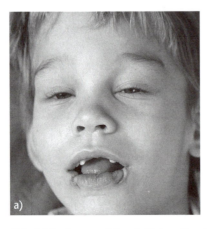
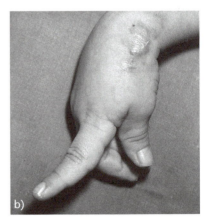

Abb. 10.3: Junge mit Lesch-Nyhan-Syndrom: a) Zeichen der Selbstmutilitation im Bereich der Lippen, b) Verletzung am Handgelenk durch Autoaggression [6]

Selbst bei einer schweren Gicht können durch eine konsequente medikamentöse Therapie der Harnsäurespiegel dauerhaft gesenkt und Gichtanfälle vermieden werden. Sogar große Tophi können dadurch aufgelöst werden, wodurch sich das von ihnen zerstörte Gewebe wieder regenerieren kann.

▷ **Therapie und Verlauf**
Im geschilderten Fall wurden durch Behandlung mit einem Allopurinolpräparat bei purinarmer Diät mit absoluter Alkoholkarenz der Harnsäurespiegel des Patienten dauerhaft auf Werte zwischen 5 und 6 mg/dl gesenkt. Unter dieser Therapie blieb er für mehrere Jahre beschwerdefrei. Es traten keine neuen Gichtanfälle auf und die Harnsäureablagerungen an den Füßen gingen deutlich zurück.

Quintessenz
Im Stoffwechsel der Purine besteht ein fein ausgewogenes Gleichgewicht zwischen de-novo-Synthese, Wiederverwertung und Abbau, wodurch eine optimale Versorgung mit Purinnukleotiden gewährleistet wird. Störungen dieses Gleichgewichts, die durch angeborene Stoffwechselanomalien ausgelöst werden können, führen häufig zu einer Erhöhung des Harnsäurespiegels im Serum, die zum Krankheitsbild der Gicht mit akuten Arthritiden und Harnsäuretophi in Gelenknähe führen kann. Unter den ursächlichen Stoffwechselanomalien spielen Ausscheidungsstörungen und Enzymdefekte, die zu einer Resistenz gegenüber physiologischen Kontrollmechanismen führen, die wichtigste Rolle. Durch eine konsequente Senkung des Harnsäurespiegels aufgrund einer Kombination von diätetischen Maßnahmen und Medikamenten mit unterschiedlichem Wirkungsmechanismus kann eine Gicht erfolgreich behandelt werden.

Quelle
Originalfall mit freundlicher Genehmigung von Prof. Ursula Gresser

Weiterführende Literatur
Becker, M. A.: (2001) „Hyperuricemia and Gout." Scriver/Beaudet/Sly/Valle (eds.): The Metabolic and Molecular Bases of inherited Disease, 8th edition. New York, McGraw Hill 2001, p. 2513–2535.
Gresser, U.: „Diagnose und Therapie der Gicht." Deutsches Ärzteblatt 44 (2003), S. 2235–2240.

Fall 11

Ein 5½-jähriger Junge wird mit einem schweren hämorrhagischen Windpockenexanthem ins Krankenhaus eingewiesen. Sein Allgemeinzustand ist sehr schlecht, er hat hohes Fieber.

Vor zwei Wochen war bei dem Jungen ein typisches Windpockenexanthem aufgetreten, er war zehn Tage mit dem Virostatikum Aciclovir (☞ Fall 12) behandelt worden, was zunächst eine Besserung brachte. Wenige Tage nach Absetzen des Medikamentes traten Fieber und Hautläsionen von Neuem auf, und das Exanthem wurde hämorrhagisch. Der Allgemeinzustand verschlechterte sich rapide, sodass die stationäre Aufnahme notwendig wurde.

Windpocken (Varicellen): Eine durch das Varicella-Zoster-Virus verursachte hochinfektiöse Kinderkrankheit, äußern sich in charakteristischen Hautläsionen (Windpockenexanthem) mit roten Flecken, die sich später in Bläschen umwandeln. Die Bläschen können sekundär bakteriell superinfiziert werden oder es kann, in schweren Fällen, zu Einblutungen (Hämorrhagien) kommen.

▷ **Frühere Anamnese und Familienanamnese**

Der Junge war das erste Kind nicht-verwandter Eltern, in der Familie waren keine schweren Erkrankungen bekannt. Schwangerschaft, Geburt und die Neugeborenenperiode waren normal verlaufen. Er war bald nach der Geburt gegen Tbc, Masern, Mumps, Diphtherie und Kinderlähmung geimpft worden, ohne dass Komplikationen aufgetreten waren.

Im ersten Lebensjahr entwickelte der Junge wiederholt Entzündungen des oberen Respirationstraktes in Form eines rezidivierenden eitrigen Schnupfens sowie eine chronische eitrige Mittelohrentzündung und chronischen Husten. Eine Adenotomie (Entfernung von Rachenpolypen) und Parenzentesen (Inzisionen des Trommelfells) brachten keine Besserung dieser Entzündungen. Mit einem Jahr wurden eine Verlangsamung der Entwicklung sowie eine Sprachentwicklungsverzögerung festgestellt.

Eine Bestimmung der Immunglobuline ergab normale Werte bis auf einen Mangel an IgG. Die Proliferation der Lymphozyten nach Anregung mit Phytohämagglutinin (ein Test für die immunologische Reaktionsfähigkeit der Lymphozyten) war ebenfalls reduziert.

▷ **Aufnahmebefund**

5-jähriger Junge in schlechtem Allgemeinzustand. Fieber 40,1 °C.

Auf der Haut und an den Schleimhäuten sind hämorrhagische, superinfizierte Läsionen, die zum Teil wie alte Windpockenbläschen aussehen. Daneben finden sich größere infizierte Blasen. Die Augen sind frei von Läsionen, aber es besteht eine eitrige Sekretion aus Nase und Ohren.

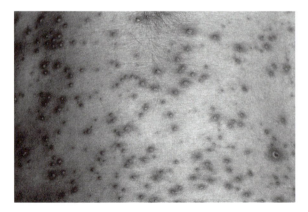

Abb. 11.1: Vesikuläres Exanthem bei Varizellen [7]

▷ **Laborbefunde**
Blutbild: Leukozytose von 29600 Leukozyten/µl mit nur 1780 Lymphozyten/µl (6 %).
Die immunologische Differenzierung ergab 325 B-Lymphozyten/µl (18 %), 290 T-Lymphozyten/µl (16 %), 110 aktivierte T-Lymphozyten/µl (6 %), 90 CD4-positive T-Helferzellen/µl (5 %), und 125 LD8-positive T-Suppressorzellen/µl (7 %).
Die natürlichen Killerzellen waren ebenfalls stark vermindert (1–5 %). Die IgG-Konzentration war mit 318 mg/dl deutlich reduziert [Norm: 350–1180 mg/dl], während IgA und IgM im Normbereich lagen.

Welche Verdachtsdiagnose liegt aufgrund der Vorgeschichte und der Laborbefunde nahe?

Die allgemeine **Infektanfälligkeit** von Geburt an lässt an eine angeborene Infektabwehrschwäche denken. Die Lymphopenie mit einem Mangel von B- und T-Lymphozyten und die fehlende Stimulierbarkeit der vorhandenen Lymphozyten zeigen einen allgemeinen Defekt des Immunsystems, der sowohl die humorale Immunität (→ B-Lymphozyten, **Antikörpermangel**) als auch die zelluläre Immunität (→ T-Lymphozyten und natürliche Killerzellen) betrifft. Die Tatsache, dass die ersten Impfungen komplikationslos vertragen wurden, spricht nicht gegen diese Vermutung, da Neugeborene über eine von der Mutter mitgegebene Ausstattung an Antikörpern verfügen, und sich Immunschwächen häufig erst im Laufe des ersten Lebensjahres entwickeln.
Es muss also, auch wenn die Ursache zunächst unklar bleibt, an einen angeborenen kombinierten (T- und B-Zellen) Immundefekt (**SCID** = **s**evere **c**ombined **i**mmunodeficiency **d**isease) gedacht werden.

Worauf beruht der Immundefekt SCID?

Untersuchungen von Patienten mit SCID haben gezeigt, dass diese Krankheit in vielen Fällen auf Defekten von Enzymen des Purinnukleosidstoffwechsels beruht, wobei in etwa 10 % der Fälle Defekte der Adenosindeaminase (ADA) oder der Purinnukleosidphosphorylase (PNP) vorliegen.
Deshalb wurden die Aktivitäten dieser Enzyme in den Erythrozyten des Jungen bestimmt. Dabei wurde festgestellt, dass die Aktivität der Adenosindesaminase (ADA) normal war, die Purinukleosid-Phosphorylase (PNP)-Aktivität dagegen vollständig fehlte.

In welchem Stoffwechselweg werden ADA und PNP benötigt? Welche Reaktionen katalysieren sie?

Beide Enzyme, Adenosindesaminase und Purinnukleosidphosphorylase, katalysieren im Nukleotidstoffwechsel zwei aufeinander folgende Reaktionen beim Katabolismus von Purinnukleosiden. Zunächst katalysiert ADA die irreversible hydrolytische Desaminierung von Adenosin und 2'-Desoxyadenosin zu Inosin bzw. Desoxyinosin, die anschließend phosphorolytisch durch PNP zu Hypoxanthin und (d)Ribose-1-P gespalten werden (☞ Abb. 11.2).

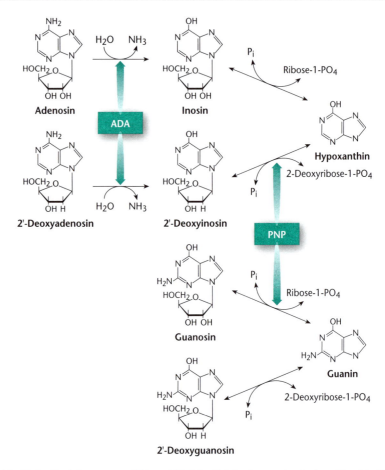

Abb. 11.2: Funktionen von ADA und PNP im Katabolismus der Purinnukleoside [17]

> **Welcher Zusammenhang könnte zwischen diesen Enzymdefekten und dem Krankheitsbild bestehen?**

Die Beobachtung, dass eine Störung des Purinabbaus zu einer Funktionsstörung der Lymphozyten führt, legt den Verdacht nahe, dass eines oder mehrere der Zwischenprodukte, die sich in dem gestörten Stoffwechselweg anstauen, möglicherweise für Lymphozyten besonders toxisch sein könnten. Diese Vermutung wird unterstützt durch den Befund, dass ADA und PNP sowohl in B- als auch in T-Lymphozyten besonders stark exprimiert werden. Der Ausfall dieser Enzyme führt zum Rückstau ihrer Substrate (d)Adenosin bzw. (d)Guanosin, und damit auch zu einer Störung des normalerweise exakt ausbalancierten intrazellulären (d)Nukleotid-Pools. Derartige Störungen, besonders eine Steigerung der intrazellulären dATP-Konzentration, können zu einer Hemmung der Replikation und der Zellteilung führen, was wahrscheinlich die beobachteten Defizite in der Immunantwort auslöst. Die molekulare Ursache dieser selektiven Lymphotoxizität lässt sich nicht eindeutig definieren, da die Verschiebung des intrazellulären Nukleotidgleichgewichts vielfältige Störungen zur Folge haben kann. Ein plausibler gemeinsamer Pathomechanismus besteht darin, dass beide Enzymdefekte zu einem intrazellulären Anstau von Adenosin führen. Adenosin ist für Lymphozyten besonders toxisch, da es das Enzym S-Adenosylhomocysteinhydrolase stark hemmt. Dessen Substrat S-Adenosylhomocystein (SAH) ist seinerseits ein effektiver kompetitiver Inhibitor von SAM-abhängigen Methyltransferasen (☞ Abb. 11.3). Die Annahme liegt nahe, dass Methylierungsreaktionen bei der Reifung und Differenzierung von Lymphozyten eine besondere Rolle spielen und ihre Störung eine normale Immunreaktion unmöglich macht.

▷ Diagnose

Die Diagnose eines **Schweren kombinierten Immundefekts (SCID) bei Purinnukleosidphosphorylase (PNP)-Defekt** wird in dem geschilderten Fall aufgrund des Krankheitsbildes und der fehlenden PNP-Aktivität gestellt.
Sowohl ADA- als auch PNP-Defekte werden autosomal rezessiv vererbt. Ohne Behandlung versterben Patienten mit SCIDs gewöhnlich schon im Kindesalter an nicht beherrschbaren Infektionen oder – wie im geschilderten Fall – bösartigen Lymphomen.

▷ Therapie

Als geeignete Therapiemaßnahme kommt neben der Prävention und Bekämpfung akuter Infektionen durch geeignete Virostatika (virale Infektionen) bzw. Antibiotika (bakterielle Infektionen) und der prophylaktischen Gabe von Immunglobulin i.v. eine Knochenmarkstransplantation (☞ Fall 11a) in Frage, durch die die defekten Immunzellen der Patienten durch funktionsfähige Lymphozyten ersetzt werden können.
Besonders bei PNP-Defekten werden maligne Entartungen von Lymphozyten mit Bildung von bösartigen Tumoren (Lymphome) beobachtet, als deren Ursache ein Apoptosedefekt der Lymphozyten angenommen wird.

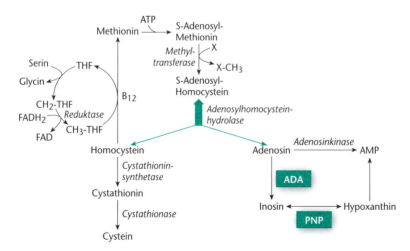

Abb. 11.3: Stoffwechsel von S-Adenosylmethionin (SAM), und Zusammenhang von Methylierungen und Adenosinstoffwechsel [3]
Der durch einen Adenosindesaminase-Defekt verursachte Anstieg der Adenosinkonzentration führt wegen der Hemmung der SAH-Hydrolasereaktion zum Anstieg von SAH, das ein effektiver Inhibitor von Methylierungsreaktionen ist.

Fall 11

▷ **Verlauf**

Nach der Aufnahme ins Krankenhaus wurde der Junge weiter virostatisch mit Aciclovir und zusätzlich antibakteriell mit Antibiotika behandelt. Während des nächsten Tages begann er zu erbrechen und wurde somnolent. Er hatte immer noch Fieber und es entwickelten sich neue Hautläsionen. Nach 18 Tagen Behandlung mit dem Virostatikum sank die Temperatur unter 38 °C und der Junge erholte sich sichtbar. Er wurde wieder lebhaft, begann zu spielen und konnte nach Verabreichung von Immunglobulin i.v. mit einer prophylaktischen Medikation von Aciclovir entlassen werden. Zu Hause war er bis auf eine persistierende eitrige Mittelohrentzündung im Wesentlichen gesund.

10 Wochen später wurde der Junge wieder krank. Er war appetitlos, begann zu erbrechen und bekam Durchfälle. Es trat eine linksseitige Hemiparese mit pathologischen Reflexen auf. Bei der Wiederaufnahme ins Krankenhaus wurde ein faustgroßer, schmerzhafter Tumor im rechten Unterbauch getastet. Bei der Operation fand sich eine eitrige Appendizitis mit Beteiligung des rechten Colons und der regionalen Lymphknoten, die eine rechtsseitige Hemikolektomie (= operative Entfernung des Caecums und des Colon ascendens) erforderlich machten.

Die Histologie des Operationspräparates zeigte ein sehr malignes immunoblastisches Non-Hodgkin-Lymphom (☞ Glossar) mit Infiltration des gesamten Colons und der abdominellen Lymphknoten. Eine Therapie war nicht mehr möglich und der Junge starb bald darauf.

Bei der Autopsie fanden sich ausgedehnte Lymphom-Infiltrate im gesamten Intestinaltrakt sowie in den abdominalen und thorakalen Lymphknoten, in der Leber, den Nieren und im Gehirn. Die Todesursache waren massive Tumornekrosen und eine Lungenentzündung mit beginnenden Lungenabszessen, die zum Herzversagen führte.

Bei einer folgenden Schwangerschaft der Mutter des Patienten wurde durch eine Chorionzottenbiopsie ein vollständiger PNP-Defekt beim Fötus diagnostiziert und die Schwangerschaft wurde unterbrochen. Eine dritte Schwangerschaft mit einem normalen Ergebnis der pränatalen PNP-Bestimmung führte zur Geburt eines gesunden Kindes.

▷ **Fall 11a**

Der Zusammenhang zwischen einem angeborenen kombinierten Immundefekt und einem Defekt der Adenosindesaminase wurde 1972 zufällig bei einem zweijährigen Mädchen, (Tochter von verwandten Eltern) entdeckt, das an wiederholten schweren Atemwegsinfektionen und Candida-Infektionen litt. Es bestand eine auffällige Lymphopenie (50–500 Lymphozyten/µl). Die Impfung gegen Diphtherie, Keuchhusten und Tetanus (DPT) führte nur zu einer minimalen Antikörperbildung. Bei der Überprüfung von genetischen Markern für eine vorgesehene Knochenmarkstransplantation wurde bei der Patientin überraschenderweise ein vollständiger ADA-Defekt gefunden. In der Folge wurde der gleiche Defekt bei vielen Patienten mit SCID festgestellt.

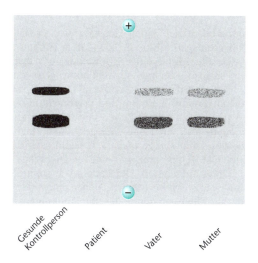

Abb. 11.4: Stärkegelelektrophorese von Erythrozytenlysaten mit Nachweis der ADA-Aktivität durch spezifische Anfärbung. Die Lysate der Eltern und der Kontrollperson zeigen die beiden charakteristischen ADA-Isoenzyme, jedoch bei beiden Eltern mit deutlich geringerer Aktivität. Bei der Patientin fehlen diese Aktivitäten vollständig. [8]

Quintessenz
Patienten mit autosomal rezessiv vererbten angeborenen Defekten der Adenosindesaminase (ADA) oder Purinnukleosid-Phosphorylase (PNP), leiden an einem schweren kombinierten Immundefekt (SCID), von dem sowohl die humorale als auch die zellvermittelte Immunität betroffen sind. Beide Enzyme, die Schritte im Abbau der Ribo- bzw. Desoxyribonukleoside katalysieren, werden in Lymphozyten stark exprimiert. Bei Defekten von ADA oder PNP lösen ihre Substrate oder davon abgeleitete Metabolite eine schwere Störung der Reifung und Funktion der Lymphozyten aus, die sich in einer massiven Lymphopenie und Infektabwehrschwäche äußert. Als zusätzliche Komplikation kann es, vor allem bei PNP-Defekten, zu einer Entartung der Lymphozyten und bösartigen Lymphomen kommen.

Quelle
11: Originalfall der Ruhr-Universität Bochum, Kinderklinik, mit freundlicher Genehmigung von Prof. Christian Rieger.
11a: Giblett et al.: „Adenosine desaminase deficiency in two patients with severely impaired cellular immunity." Lancet 2 (1972), pp. 1067–1069.

Weiterführende Literatur
Banzhoff et al.: „Purine-nucleosidePhosphorylase-Deficiency and Non-Hodgkin-Lymphoma." European Journal of Pediatrics 156 (1997), pp. 333–334.
Hershfield, M./Mitchell, B.: „Immunodeficiency diseases caused by Adenosine deaminase-deficiency and Purinenucleoside phosphorylase-deficiency." Scriver/Beaudet/Sly/Valle (eds.). The Metabolic and Molecular Bases of inherited Disease, 8th edition. New York, McGraw Hill 2001, pp. 2585–2625.
Ravio, K.O.: „The biochemical basis of immunodeficiency disease." European Journal of Pediatrics 135 (1980), pp. 13–20.

Fall 12

▷ **Anamnese**

Ein 21-jähriger Sportstudent rief seinen Hausarzt, weil er sich schon seit zwei Tagen krank und abgeschlagen fühlte. Er klagte über leichtes Fieber, Diarrhoe, und zunehmende, vor allem linksseitige Kopfschmerzen. Trotz Einnahme von Kopfschmerzmitteln seien die Schmerzen schlimmer geworden. Der Hausarzt stellte eine leichte Nackensteifigkeit fest und maß eine Temperatur von 39,5 °C. Er verordnete ein Breitbandantibiotikum und versprach, am übernächsten Tag wieder nach dem Patienten zu sehen. Bei diesem Besuch stellte er eine leichte Besserung des Befindens fest, das Fieber war gesunken. Doch drei Tage später wurde er wieder zu dem Patienten gerufen, weil sich dessen Befinden erheblich verschlechtert hatte. Die Temperatur war wieder angestiegen und die Kopfschmerzen wieder stärker aufgetreten. Der Patient war somnolent, hatte leichte Sprachstörungen und war zeitweise verwirrt. Neben einem deutlichen Meningismus zeigte er Symptome einer leichten Halbseitenlähmung rechts.

Somnolenz: leichte Form einer Bewusstseinsstörung, schläfriger Zustand. Der Patient kann durch äußere Reize geweckt werden.

Meningismus: Kombination von Symptomen, die durch eine Reizung der Meningen verursacht werden. Symptome: Kopfschmerz, Lichtempfindlichkeit und Nackensteifigkeit (= Widerstand und Kopfschmerz beim passiven Vorbeugen des Kopfes beim liegenden Patienten).

Lumbalpunktion: Punktion des Liquorraums im Wirbelkanal mit einer Hohlnadel zur Gewinnung von Liquor für die Diagnostik.

| **Wie sind diese Befunde zu werten?**
Welche Akutmaßnahmen sollten ergriffen werden?

Der **Meningismus** deutet auf eine Beteiligung der Hirnhäute hin und sollte alarmieren, da er durch eine Entzündung des ZNS hervorgerufen sein könnte. Die plötzliche Verschlechterung des Befindens und die **neurologische Symptomatik** (Somnolenz, Sprachstörung, halbseitige Lähmung) legen den dringenden Verdacht auf eine akute Erkrankung des zentralen Nervensystems nahe, die eine fachärztliche Versorgung erfordert. Der Hausarzt wies den Patienten deshalb mit dem Notarztwagen in eine neurologische Fachklinik ein, wo sofort eine Lumbalpunktion vorgenommen und ein Emissionscomputertomogramm (SPECT) des Gehirns angefertigt wurde (☞ Abb. 12.1).

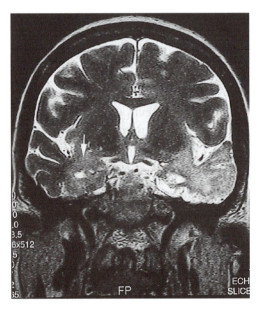

Abb. 12.1: Emissionscomputertomographie (SPECT) des Patienten mit Entzündungsherd im li. Schläfenlappen (Pfeil) [9]

Fall 12

▷ **Diagnostik**

Im SPECT fanden sich Zeichen eines generalisierten Hirnödems und ein unscharfer kleiner Herd im linken Insulabereich.
Im **Liquor** fand sich eine mäßige Vermehrung der mononukleären Zellen auf 270/μl [normal: <4/μl]. Eine Zunahme der Zellzahl auf 10–500/μl ist ein charakteristischer Befund bei einer Virus-Enzephalitis. Mithilfe der Polymerase-Kettenreaktion wurde Virus-spezifische DNA des Herpes-simplex-Virus Typ 1 (HSV 1) nachgewiesen.

▷ **Diagnose**

Die klinische Symptomatik mit dem Hirnödem und den dadurch bedingten neurologischen Symptomen erlaubt die Verdachtsdiagnose einer Gehirnentzündung (Enzephalitis), die durch den Liquorbefund (**Zellvermehrung** und **Nachweis von Virus-DNA**) bestätigt wird. Damit kann die endgültige Diagnose **Herpes simplex (HSV)-Enzephalitis** eindeutig gestellt werden.

▷ **Therapie**

Da es sich bei Viren um obligat intrazelluläre Parasiten handelt, die sich zu ihrer Vermehrung der Replikations- und Genexpressionsmaschinerie ihrer Wirtszellen bedienen, ist eine spezifische Virusbekämpfung ohne Schädigung der Wirtszelle außerordentlich schwierig. Glücklicherweise existieren im Vermehrungszyklus einiger Viren spezifische Reaktionen, über die die Wirtszellen nicht verfügen, und die sich daher als Angriffspunkte für spezifische Virostatika wie Aciclovir (ACV) eignen.

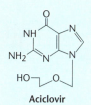

Abb. 12.2: Aciclovir [3]

| **Können Sie sich einen plausiblen Wirkungsmechanismus für Aciclovir vorstellen?**

Aufgrund seiner Strukturähnlichkeit mit Guanosin bzw. (desoxy)Guaninnukleotiden liegt der Verdacht nahe, dass die Wirkung von ACV auf der Hemmung einer (d)GTP-abhängigen Reaktion beruhen könnte.
Dies ist tatsächlich der Fall, jedoch muss Aciclovir dafür zunächst durch Phosphorylierungsreaktionen zu einem wirksamen dGTP-Analogon aktiviert werden. Dies geschieht zunächst durch eine relativ unspezifische, viruseigene Thymidinkinase, die Aciclovir zu ACV-Monophosphat phosphoryliert, das anschließend durch zelleigene Nukleotidkinasen weiter zu der eigentlichen Wirkform Aciclovir-Triphosphat (☞ Abb. 12.4) phosphoryliert wird.

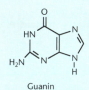

Abb. 12.3: Purinbase Guanin [2]

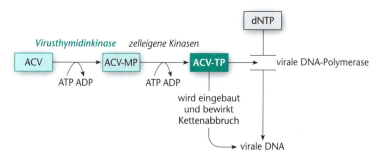

Abb. 12.4: Umwandlung des Medikamentes (Aciclovir) in das wirksame Nukleotidanalogon (ACV-Triphosphat) [4]

Aciclovir-Triphosphat wird bei der Replikation der viralen DNA von der viralen DNA-Polymerase anstelle von dGTP in den wachsenden DNA-Strang eingebaut. Da wegen des Fehlens einer 3'OH-Gruppe eine Kettenverlängerung an dieser Stelle nicht möglich ist, kommt es zu einem Kettenabbruch und zur Unterbrechung der Replikation. Da die Thymidinkinase von der Herpesvirus-DNA codiert und deshalb nur in den virusinfizierten Zellen exprimiert wird, und ACV-Triphosphat außerdem eine höhere Affinität zu der viralen als zur zelleigenen DNA-Polymerase besitzt, betrifft diese Replikationshemmung spezifisch die Virus-DNA.

Vor Einführung von Aciclovir wurden HSV-bedingte Enzephalitiden, die ohne spezifische Behandlung in mehr als 50 % der Fälle tödlich verlaufen, mit dem Medikament Fluordesoxyuridin (FdU) behandelt, das aber häufig wegen seiner schweren Nebenwirkungen abgesetzt werden musste. Durch rechtzeitige Therapie mit Aciclovir konnte die Letalität der HSV-Enzephalitis (früher > 80 %) auf 25 % (1994) gesenkt werden. Andere Virostatika wie FdU, das auch die zelluläre Thymidylatsynthase blockiert, sind weniger spezifisch und haben deshalb erhebliche Nebenwirkungen.

Worauf würden Sie die Nebenwirkungen von FdU zurückführen?

FdU wird in vivo in das Nukleotid Fluordesoxyuridylat (FdUMP) umgewandelt. Dieses Analogon von dUMP ist ein effizienter Inhibitor der Thymidylatsynthase, die die Synthese von dTMP aus dUMP katalysiert (☞ Fall 24). Der dadurch verursachte Mangel an dTTP führt zu einer Hemmung der Replikation, von der vorwiegend Zellen mit einer intensiven DNA-Synthese betroffen sind. Diese Replikationshemmung ist jedoch nicht spezifisch. Sie betrifft außer den Virus-infizierten Zellen auch normale Zellen mit einer hohen Teilungsrate (z. B. Knochenmarkstammzellen und die Epithelzellen des Intestinaltraktes und der Haarfollikel), sodass als Nebenwirkungen Blutbildungsstörungen und Haarausfall auftreten können.

▷ Therapie und Verlauf

Da im geschilderten Fall zu Beginn auch mit einer bakteriellen Infektion gerechnet werden musste, war es sinnvoll, zunächst mit einer Antibiotika-Behandlung zu beginnen. Nachdem die eindeutige Diagnose Herpes-Enzephalitis gestellt war, wurde eine Infusionstherapie mit Aciclovir in hoher Dosierung (3 × 750 mg) eingeleitet und 14 Tage durchgeführt. Unter dieser Behandlung besserte sich das Befinden des Patienten rasch, sodass er nach zwei Wochen bei nur noch geringen Beschwerden und Zeichen einer geringen Hemiparese rechts mobilisiert werden konnte. Eine Woche später wurde er mit nur noch latenten Symptomen einer rechtsseitigen Schwäche entlassen.

Quintessenz
Die gezielte Behandlung von Viruserkrankungen wird dadurch erschwert, dass eine Hemmung der Virusvermehrung in der Regel nur durch eine Hemmung wichtiger zellulärer Prozesse möglich ist, was mit der Gefahr einer schweren Schädigung des Wirtsorganismus verbunden ist. Jedoch können in einigen günstig gelagerten Fällen viruseigene Enzyme und Reaktionen als Grundlage für eine spezifische Hemmung der Virusvermehrung genutzt werden. Im Falle von Infektionen mit Herpesviren hat sich das Guanosin-Analogon Aciclovir, das durch ein viruseigenes Enzym zu seiner Wirkform aktiviert wird, als spezifisches Virostatikum bewährt.

Weiterführende Literatur
Prangev, H.-W./Kitze: „Die Herpes-simplex-Enzephalitis." Deutsches Ärzteblatt 91 (1994), C2062–C2006.

Fall 13

▷ **Anamnese**

Bei dem Patienten, einem 3-jährigen Jungen, der seit Jahren medizinisch intensiv betreut wird, handelt es sich um das zweite Kind einer vorbelasteten Familie.

▷ **Familienanamnese**

Ein älterer Bruder dieses Kindes war bereits in der ersten Lebenswoche an einem schweren Hirnödem verstorben.
Der Junge war nach normaler Schwangerschaft zum Termin geboren worden und wirkte zunächst völlig gesund. Am 2. Lebenstag fiel auf, dass er schlecht trank und apathisch („schlapp") wirkte. Am Abend trat ein generalisierter Krampfanfall auf. Am 3. Tag verschlimmerte sich die Apathie, er geriet in ein immer tiefer werdendes Koma, sodass er am nächsten Tag in eine nahe gelegene Kinderklinik überwiesen wurde. Dort wurde eine erhöhte NH_3-Konzentration im Plasma festgestellt und die sofortige Überweisung in eine Universitätsklinik veranlasst. Inzwischen lag der Ammoniakwert im Plasma bei 5000 µmol/l [Norm: 30–60 µmol/l]. Die Orotsäurekonzentration im Urin war normal. Die eingeleitete Therapie führte zu einer raschen Normalisierung der Ammoniakkonzentration. Das Hirnödem hatte jedoch zu irreversiblen Hirnschäden geführt und der Junge verstarb am 5. Lebenstag. Durch eine unmittelbar postmortal durchgeführte Leberbiopsie wurde ein Defekt der Carbamoylphosphatsynthetase I (CPS I) nachgewiesen.

| Welcher Stoffwechselprozess ist bei dem Patienten gestört?

Die massive **Hyperammonämie** zeigt, dass die Entgiftung des toxischen Ammoniaks bei dem Patienten gestört ist. Diese Unfähigkeit, Ammoniak zu entgiften, kann durch verschiedene Enzymdefekte hervorgerufen werden. Im normalen Stickstoffstoffwechsel wird Ammoniak, das als Produkt vieler Desaminierungsreaktionen entsteht, durch die fünf Reaktionen des Harnstoffzyklus in das ungiftige Ausscheidungsprodukt Harnstoff umgewandelt (☞ Abb. 13.1).
Ein angeborener Defekt eines dieser Enzyme (☞ Tab. 13.1) führt zu einem Rückstau von Ammoniak und zu einer Erhöhung der Ammoniakkonzentration im

Tab. 13.1: Enzymdefekte im Harnstoffzyklus und biochemische Konsequenzen.		
Stoffwechselstörung	Defektes Enzym	im Blut bzw. Urin akkumulierender Metabolit
NAGS-Mangel	N-Acetyl-Glutamat-Synthetase	Ammoniak, Glutamin
CPS-Mangel	Carbamoylphosphat-Synthetase I	Ammoniak, Glutamin
OCT-Mangel	Ornithin-Carbamoyl-Transferase	Ammoniak, Glutamin (Orotsäure im Urin)
Citrullinämie	Argininosuccinat-Synthetase	Ammoniak, Glutamin, Citrullin (Orotsäure im Urin)
Argininobernstein-säure-Erkrankung	Argininosuccinat-Lyase	Ammoniak, Glutamin, Argininosuccinat, (Orotsäure im Urin)
Hyperargininämie	Arginase	Ammoniak, Glutamin, Arginin, (Orotsäure im Urin)

Harnstoffzyklus

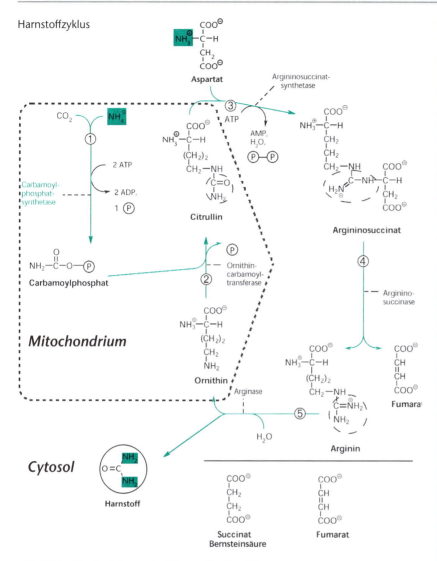

Abb. 13.1: Die Reaktionen des Harnstoffzyklus [2]

Blut (= Hyperammonämie). Der schwerwiegendste dieser Enzymdefekte, betrifft die Carbamoylphosphatsynthetase I (CPS I), ein Enzym, das fast ausschließlich in der Leber lokalisiert ist. Bei einem Defekt der Ornithin-Carbamoyl-Transferase kommt es neben dem Rückstau von Ammoniak auch zum Anstau von Carbamoylphosphat, das in die Pyrimidinbiosynthese einfließen und als Folge auch zu einer Erhöhung der Orotsäurekonzentration im Blut und im Urin führen kann. Entsprechend findet man bei Defekten der Arginosuccinat-Synthetase **(= Citrullinämie)** oder der Argininosuccinatlyase **(= Argininobernsteinsäure-Erkrankung)** neben der Hyperammonämie einen Anstieg der nicht umsetzbaren Substrate Citrullin bzw. Argininosuccinat im Blut. Bei einem Defekt der Arginase **(= Hyperargininämie)**, steht die Erhöhung der Argininkonzentration im Serum im Vordergrund.

▷ **Diagnose**

Bei der hier vorliegenden Hyperammonämie wird durch die Schwere der Symptome, die fehlende Erhöhung weiterer spezifischer Metabolite im Blut bei normaler Orotsäurekonzentration im Urin die Diagnose eines Carbamoylphosphatsynthetase I-Defektes nahe gelegt. Die eindeutige Diagnose eines **CPS I-Defektes** wird jedoch durch die Enzym-Aktivitätsbestimmung im Leberbiopsat gestellt.

Hyperammonämien äußern sich in den ersten Lebenstagen (→ Anamnese), wenn NH_3 nicht mehr über die Plazenta eliminiert werden kann, mit den Zeichen einer schweren Hirnschädigung (= hyperammonämische Enzephalopathie). Die Symptome (→ Apathie, Krämpfe, Erbrechen, zerebrales Fieber, Hirnödem, Koma) sind auf die neurotoxische Wirkung des Ammoniaks zurückzuführen.

| Wie lässt sich die toxische Wirkung des Ammoniaks auf das Gehirn erklären?

Im Vordergrund der Enzephalopathie steht das Hirnödem, das durch eine Schwellung der Astroglia verursacht wird. Durch die osmotische Wirkung des Glutamins, das in Astrozyten in hoher Konzentration aus Ammoniak und Glutaminsäure gebildet wird, kommt es zur Volumenvergrößerung der Zellen mit einer massiven Erhöhung des Hirndrucks, die zu den beobachteten neurologischen Symptomen und schließlich durch einen Verschluss der Hirngefäße zu einem Ausfall der Hirnfunktionen führt.

Auch beim ersten Kind hatte sich trotz einer intensiven medizinischen Betreuung ein nicht beherrschbares Hirnödem entwickelt, an dem das Kind am 5. Lebenstag verstarb.

▷ **Therapie**

| Welche Therapiemaßnahmen würden Sie vorschlagen?

Die Therapie einer Hyperammonämie sollte in erster Linie die Vermeidung einer Belastung mit Ammoniak zum Ziel haben und von drei Prinzipien ausgehen:
1. Vermeidung einer übermäßigen Stickstoffbelastung,
2. Erreichen einer positiven Stickstoffbilanz bei anaboler Stoffwechsellage,
3. Eliminierung von Ammoniak.

| Wie könnten sich diese Ziele erreichen lassen?

1. Durch eine eingeschränkte Zufuhr von Aminosäuren bzw. Protein mit der Nahrung (extrem proteinarme Diät) kann die Bildung von Ammoniak vermindert werden. Gerade bei Kleinkindern muss aber darauf geachtet werden, dass genügend essentielle Aminosäuren für den besonderen Bedarf durch das rasche Wachstum zur Verfügung stehen. Sie werden in Form von speziellen Aminosäurenmischungen verabreicht.
2. Eine anabole Stoffwechselage wird durch eine kalorienreiche, kohlenhydratreiche Diät erzielt. In den wachsenden Geweben wird die Aufnahme von Aminosäuren durch Insulin stimuliert, wodurch es zu einer positiven Stickstoffbilanz kommt. In akuten Krisen kann daher Insulin intravenös verabreicht werden. Der durch die anabole Stoffwechselsituation gesteigerte Energiebedarf kann durch die Verabreichung großer Mengen Glucose gedeckt werden.

Stickstoffbilanz: die Differenz von Stickstoffaufnahme und Stickstoffausscheidung. Sie ist positiv, wenn weniger Stickstoff ausgeschieden als aufgenommen wird (= Körperprotein aufgebaut), und negativ, wenn mehr Stickstoff ausgeschieden als aufgenommen wird (= Abbau von körpereigenen Proteinen).

3. Eine (allerdings begrenzte) Eliminierung von Ammoniak ist durch die Gabe von „Ammoniak-eliminierenden" Medikamenten wie Na-Benzoat oder Na-Phenylbutyrat möglich. Scheitern konservative Therapiemaßnahmen, erfolgt die Ammoniakdetoxifikation mittels Dialyse.

Durch welche Reaktionen kann mithilfe von Na-Benzoat und Na-Phenylbutyrat Ammoniak entgiftet werden?

Die hydrophoben Verbindungen Benzoesäure und Phenylbuttersäure werden im Fremdstoffwechsel der Leber mit den Aminosäuren Glycin bzw. Glutamin gekoppelt und können dadurch als hydrophile Ausscheidungsprodukte im Urin ausgeschieden werden. Dadurch werden pro Mol Benzoesäure 1 Mol und pro Mol Phenylbuttersäure 2 Mol Stickstoff (bzw. NH_3) eliminiert.

Bestimmen Sie die vollständigen Stoffwechselwege vom NH_3 bis zu den Ausscheidungsprodukten im Urin!

1. Benzoesäure → Benzoyl CoA + Glycin* → Hippursäure → Urin
2. Phenylbutyrat → → PhenacetylCoA + Glutamin** → Phe-Acetyl-Gln → Urin

▷ **Verlauf**

Als im geschilderten Fall in der zweiten Schwangerschaft durch eine Chorionzottenbiopsie ebenfalls ein CPS I-Defekt bei dem Fetus diagnostiziert wurde, lehnten die Eltern, die unbedingt ein Kind wünschten, einen Schwangerschaftsabbruch ab, in der Hoffnung, dass durch eine intensive medizinische Betreuung von der Geburt an eine normale Entwicklung ihres Kindes erreicht werden könnte.

Tatsächlich erlaubte die pränatale Diagnose von Geburt an eine optimale Versorgung. Der Patient erhielt eine Diät mit sehr wenig natürlichem Protein (0,2–0,3 g/kg = 1/10 der Norm) und eine Substitution essentieller Aminosäuren. Durch eine kalorien- und kohlenhydratreiche Ernährung wurde versucht, eine anabole Stoffwechselsituataion zu erreichen. Außerdem wurden als Dauertherapie Na-Benzoat und Na-Phenylbutyrat verabreicht. Trotzdem kam es in den ersten Lebensjahren immer wieder zu insgesamt 18 lebensbedrohlichen hyperammonämischen toxischen Krisen, die aber durch eine Intensivierung der Therapie, u. a. durch die intravenöse Gabe von Insulin und Glucose beherrscht werden konnten. Der Junge war mit drei Jahren psychomotorisch normal entwickelt, jedoch bestand wegen der anabolen Therapie mit Insulin und Glucose ein erhebliches Übergewicht, sodass als äußerste Therapiemaßnahme eine Lebertransplantation in Betracht gezogen wurde.

---

* entsteht aus Serin, das durch Transaminierung aus Glutaminsäure und Hydroxypyruvat gebildet wird.
** wird aus α-Ketoglutarsäure unter Verbrauch von 2 NH_3 gebildet.

Quintessenz
Das als Abbauprodukt des Aminosäurestoffwechsels anfallende Ammoniak ist für das ZNS äußerst toxisch und muss entgiftet werden. In der Leber wird Ammoniak durch die Reaktionen des Harnstoffzyklus in das ungiftige Ausscheidungsprodukt Harnstoff überführt. Ein Defekt eines der Enzyme dieses Zyklus führt zur Hyperammonämie, durch die eine schwere, oft letale Enzephalopathie ausgelöst wird.

Quelle
PD Dr. Ania Muntau, Universitätskinderklinik München, persönliche Mitteilung.

Weiterführende Literatur
Brusilow, S. W./Horwich, A. L.: „Urea cycle enzymes." Scriver/Beaudet/Sly/Valle (eds.): The Metabolic and Molecular Bases of inherited Disease, 8th edition. New York, McGraw Hill 2001, p. 1909–1963.

Fall 14

▷ **Anamnese**

Die Patientin ist das erste Kind gesunder Eltern. Sie wurde nach komplikationsloser Schwangerschaft mit einem Geburtsgewicht von 3150 g geboren. Das Neugeborenen-Screening am 3. Lebenstag ergab eine erhöhte Phenylalaninkonzentration im Vollblut. Die Patientin wurde unmittelbar nach Erhalt des Ergebnisses zur weiteren Diagnostik und Therapie stationär aufgenommen.

▷ **Aufnahmebefund**

Bei Aufnahme zeigte das 6 Tage alte Mädchen keinerlei klinische Auffälligkeiten.

▷ **Laborbefunde**

Die Bestimmung der Phenylalaninkonzentration im Plasma ergab einen Wert von 1100 μmol/L [Norm: < 120 μmol/L], die Tyrosinkonzentration im Plasma lag bei 92 μmol/l, die Phenylalanin/Tyrosin-Ratio lag damit bei 12 [**Norm:** < 3]. Die übrigen Laborwerte lagen im Normbereich, insbesondere ergab sich kein Hinweis auf das Vorliegen einer Lebererkrankung als Ursache der Phenylalaninerhöhung.

| Welche erste Diagnose stellen Sie?

Der Nachweis der auf das 9fache der Norm erhöhten Phenylalaninkonzentration im Plasma erlaubt die erste Diagnose einer **Hyperphenylalaninämie** (Phenylketonurie).

| Worauf ist die beobachtete Hyperphenylalaninämie zurückzuführen und was sind die Folgen?

Hyperphenylalaninämien beruhen auf angeborenen, autosomal rezessiv vererbten Defekten im Stoffwechsel der essentiellen Aminosäure Phenylalanin. Die Häufig-

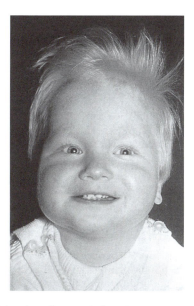

Abb. 14.1: Unbehandelte Phenylketonurie bei einem 12 Monate alten Jungen: Entwicklungsrückstand, Ekzemneigung, blonde Haare, blaue Augen [7]

keit in Deutschland beträgt ca. 1:6000. Unbehandelt führen diese Defekte zu einer massiven neurologischen Schädigung. Das gravierendste klinische Symptom ist ein hochgradiger, progredienter mentaler Entwicklungsrückstand (→ geistige Retardierung) bis hin zu schwersten intellektuellen Defiziten. Ursache dieser schweren Entwicklungsstörung ist eine unzureichende Myelinisierung des Gehirns, deren molekulare Ursache bisher nicht vollständig geklärt ist. Diskutiert werden sowohl direkte toxische Effekte von Phenylalanin oder seinen Abbauprodukten auf die myelinbildenden Oligodendrozyten als auch eine Störung der intrazerebralen Proteinsynthese.

Darüber hinaus haben Patienten mit unbehandelter Hyperphenylalaninämie typischerweise eine gering pigmentierte Haut und sind blauäugig und blond (☞ Abb. 14.1). Ekzemartige, schuppende und gerötete Hautveränderungen treten gehäuft auf. Diese Symptome werden auf einen Mangel an Tyrosin für die Melaninbiosynthese und auf Störungen der Proteinsynthese in den Hautzellen zurückgeführt.

In schweren Fällen lassen sich im Urin der Patienten verschiedene ungewöhnliche Abbauprodukte von Phenylalanin (so genannte Phenylketone) nachweisen, auf deren Ausscheidung sich auch die Krankheitsbezeichnung **Phenylketonurie** bezieht

Woher stammen die im Urin nachweisbaren Phenylketone?

Bei pathologisch erhöhter Konzentration kann Phenylalanin über einen normalerweise nicht genutzten Nebenweg durch Transaminierung und oxidative Decarboxylierung zu Phenylbrenztraubensäure, Phenylmilchsäure und Phenylessigsäure (**Phenylketone**) abgebaut werden. Phenylbrenztraubensäure wird über die Nieren und im Schweiß ausgeschieden und ist sowohl für die im historisch bedeutsamen Fölling-Test zu beobachtende Farbreaktion (Bildung eines blaugrünen Komplexes mit Fe-2-Ionen) im Urin als auch für den als „mäuseurinartig" oder „pferdestallähnlich" beschriebenen Geruch der Patienten verantwortlich.

Woher stammt das Phenylalanin im Blut des Patienten?

Phenylalanin kann im menschlichen Stoffwechsel nicht synthetisiert werden und muss als essentielle Aminosäure mit der Nahrung aufgenommen werden. Das gesamte Phenylalanin stammt somit aus den Nahrungsproteinen, aus denen es im Duodenum und Ileum durch die Verdauungsproteasen des Pankreas freigesetzt wird. Die Plasma-Phenylalaninkonzentration resultiert aus dem Gleichgewicht zwischen Zufuhr und Verbrauch (☞ Abb. 14.2).

Welche Bedeutung hat Phenylalanin im Stoffwechsel?

Im Aminosäurestoffwechsel erfüllt Phenylalanin im Wesentlichen zwei Funktionen.
1. Es ist für die **Biosynthese der körpereigenen Proteine** unbedingt erforderlich.
2. Es dient als **Vorstufe für** die Synthese verschiedener **physiologisch wichtiger** stickstoffhaltiger **Verbindungen** (Neurotransmitter, Melanin, Hormone) (☞ Abb. 14.2).

Überschüssiges Phenylalanin, das für diese Prozesse nicht benötigt wird, wird in der Leber über einen komplexen Stoffwechselweg zu Fumarsäure und Acet-

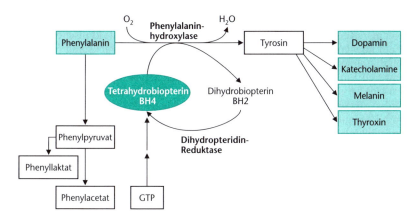

Abb. 14.2: Schema des Phenylalaninstoffwechsels [7]

essigsäure abgebaut, durch deren Oxidation über den Zitratzyklus ATP gewonnen werden kann. Fumarsäure kann außerdem als Vorstufe der Glukoneogenese dienen, während Acetessigsäure als Ketonkörper dient. Phenylalanin ist daher eine sowohl glukoplastische als auch ketoplastische Aminosäure.

Sowohl beim Abbau als auch bei den von Phenylalanin ausgehenden Biosynthesen ist der erste Schritt die irreversible Hydroxylierung von Phenylalanin zu Tyrosin durch die Phenylalaninhydroxylase (PAH). Bei diesem Enzym handelt es sich um eine mischfunktionelle Oxygenase, die Phenylalanin mithilfe von molekularem Sauerstoff (O_2) zu Tyrosin hydroxyliert. Dabei wird ein Sauerstoffatom in das Substrat eingebaut, während das andere zu Wasser reduziert wird (☞ Abb. 14.2). Als Wasserstoffdonator dient in der PAH-Reaktion Tetrahydrobiopterin (BH_4), ein aus GTP synthetisiertes Coenzym, das zu Dihydrobiopterin (BH_2) oxidiert wird. Anschließend kann BH_2 in einer NADH-abhängigen, durch die Dihydrobiopterinreduktase (DHPR) katalysierten, Reaktion wieder zu BH_4 regeneriert werden.

Welche Ursachen für eine Hyperphenylalaninämie vermuten Sie?

Eine dauerhafte Steigerung der Phenylalanin-Konzentration im Plasma ist vor allem bei einer Störung des Verbrauchs zu erwarten. Es ist daher nahe liegend, als Ursache einer Hyperphenylalaninämie einen Defekt der Phenylalaninhydroxylase, des wichtigsten Phe-verbrauchenden Enzyms, anzunehmen. Dies ist bei 98 % der Patienten mit Hyperphenylalaninämie der Fall **(Apoenzymdefekt)**. Da für die PAH-Reaktion eine ausreichende Konzentration von BH_4 erforderlich ist, ist jedoch zu erwarten, dass eine Verminderung der BH_4-Konzentration ebenfalls zu einer Hemmung der Reaktion und damit zum Anstau von Phenylalanin führt. Tatsächlich sind in 2 % aller Fälle von Hyperphenylalaninämie Defekte einzelner Enzyme der Biopterinbiosynthese (GTP-Cyclohydrolase, 6-Pyruvoyl-Tetrahydropterin-Synthase) oder der Regeneration von BH_4 aus BH_2 (Dihydrobiopterin-Reduktase) die Ursache der Phenylalaninerhöhung **(Kofaktormangel)**.

Welche klinischen Symptome erwarten Sie bei Vorliegen einer Tetrahydrobiopterin (BH$_4$)-Stoffwechselstörung und wie können diese behandelt werden?

BH$_4$ ist nicht nur Kofaktor der Phenylalaninhydroxylase, sondern auch zweier weiterer mischfunktioneller Oxygenasen, der Tyrosinhydroxylase und der Tryptophanhydroxylase, die für die Synthese von Adrenalin (☞ Abb. 14.3) bzw. von Serotonin erforderlich sind. Bei einem Mangel an BH$_4$ kommt es daher zusätzlich zur Hyperphenylalaninämie zu einem Mangel der wichtigen Neurotransmitter Dopamin, Noradrenalin, Adrenalin und Serotonin, der das klinische Bild prägt. Es kommt zum **Infantilen Parkinsonismus**, der mit folgenden neurologischen Symptomen einhergeht: Einschränkung der willkürlichen und reflektorischen Bewegungen (= **Hypokinesie**), eingeschränkte und verlangsamte Mimik (= **Hypomimie**), herabgesetzter Ruhetonus der Stamm- und Extremitätenmuskulatur (= **Stammhypotonie**), **Extremitätenhypotonie**, choreoathetotische (= unwillkürliche, bizarre) Bewegungen sowie Schluckbeschwerden mit einem gesteigerten Speichelfluss (= **Hypersalivation**).

Therapeutisch erfolgt bei den sehr seltenen Störungen des BH$_4$-Stoffwechsels eine Substitution von BH$_4$ zur Senkung der Plasma-Phenylalaninkonzentration. Darüber hinaus erhalten die Patienten Neurotransmittervorstufen (L-Dopa und 5-Hydroxytryptophan), da BH$_4$ bei der üblichen Dosierung die Blut-Hirn-Schranke nicht überwinden kann. Bei ausbleibender Therapie kommt es zu einer hochgradigen motorischen und mentalen Entwicklungsverzögerung.

Welche Bedeutung hat das Neugeborenen-Screening?

Da durch eine rechtzeitige und konsequente Behandlung die schweren Folgeschäden der Hyperphenylalaninämie fast vollständig vermieden werden können, ist die Früherkennung der Erkrankung, die durch eine Routineuntersuchung in den ersten Lebenstagen (→ **Neugeborenen-Screening**) erreicht werden kann, von größter Bedeutung.

Das Neugeborenen-Screening wird, sofern die Eltern zustimmen, bei jedem Neugeborenen am 3. Lebenstag durchgeführt. Es dient der Früherkennung behandelbarer Stoffwechselerkrankungen. Für die Identifikation der Phenylketonurie wird Phenylalanin im Blut mittels Tandem-Massenspektrometrie oder enzymatischer Testmethoden quantitativ bestimmt. Bei einem positiven Screening-Ergebnis muss die Diagnose einer Hyperphenylalaninämie durch die Bestimmung der Plasma-Phenylalanin-Konzentration mit Hilfe einer zweiten Methode bestätigt werden.

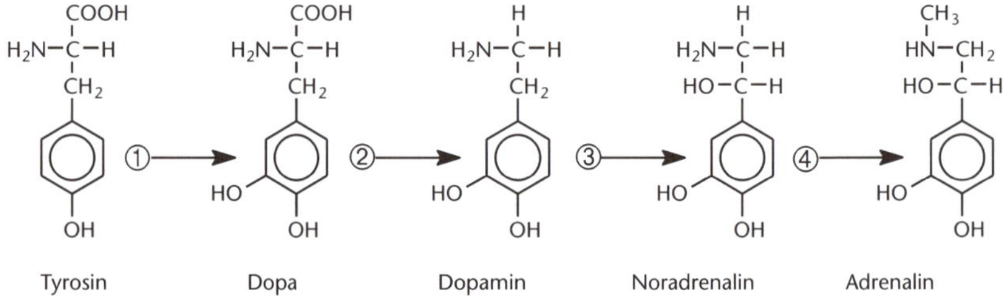

Abb. 14.3: Synthese von Noradrenalin und Adrenalin [2]

Fall 14

Welche weiteren Untersuchungen sind vor Therapiebeginn unbedingt erforderlich?

Nach Bestätigung des Screening-Ergebnisses muss zunächst die zugrunde liegende Störung (Apoenzymdefekt oder Kofaktormangel) identifiziert werden. Hierzu wird bei jedem Patienten mit Hyperphenylalaninämie vor Beginn der Therapie ein **BH_4-Belastungstest** durchgeführt. BH_4 wird oral verabreicht und die Plasma-Phenylalaninkonzentration wird vor Gabe von BH_4 sowie 4, 8, 12 und 24 Stunden nach Gabe von BH_4 bestimmt. Kommt es durch die Verabreichung des Kofaktors zu einem Abfall der Plasma-Phenylalaninkonzentration, handelt es sich um eine „BH_4-sensitive Hyperphenylalaninämie". Dieser kann ein BH_4-Mangel durch einen der o. g. Enzymdefekte zugrunde liegen. In jüngster Zeit wurde jedoch bekannt, dass pharmakologische Dosen von BH_4 auch bei der überwiegenden Mehrzahl der Patienten mit milderen Phänotypen eines PAH-Defektes ohne BH_4-Mangel zu einem Absinken der Plasma-Phenylalaninkonzentration führen („BH_4-sensitiver Defekt der Phenylalaninhydroxylase"). Bei allen Patienten werden außerdem die **Pterine** (Biopterin, Neopterin) im Urin sowie die **Aktivität der Dihydropteridin-Reduktase** in Erythrozyten bestimmt. Auffällige Werte ergeben sich bei Vorliegen einer BH_4-sensitiven Hyperphenylalaninämie bei primären Störungen der BH_4-Synthese oder -Regeneration. **Molekulargenetische Untersuchungen** sichern bei allen Formen der Hyperphenylalaninämie die Diagnose. Die Durchführung o. g. Untersuchungen dient also der Unterscheidung der drei Formen der Hyperphenylalaninämie:
- Nicht-BH_4-sensitive Hyperphenylalaninämie
- BH_4-sensitive Hyperphenylalaninämie
  a) BH_4-sensitive Hyperphenylalaninämie durch Defekt der Phenylalaninhydroxylase
  b) BH_4-sensitive Hyperphenylalaninämie bei primären Störungen der BH_4-Synthese oder -Regeneration.

Bei unserer Patientin ergab der BH_4-Belastungstest folgende Ergebnisse:

Zeitpunkt	Plasma-Phenylalanin
Vor BH_4	1120 µmol/l
4 Stunden nach BH_4	1122 µmol/l
8 Stunden nach BH_4	1194 µmol/l
12 Stunden nach BH_4	1128 µmol/l
24 Stunden nach BH_4	1135 µmol/l

Die Pterine im Urin sowie die Aktivität der Dihydropteridinreduktase in Erythrozyten lagen im Normbereich. Die molekulargenetische Untersuchung erbrachte den Nachweis einer homozygoten Mutation im Phenylalaninhydroxylase-Gen.

▷ Diagnose

Welche endgültige Diagnose stellen Sie?

Es handelt sich um eine **nicht-BH_4-sensitive Hyperphenylalaninämie durch Defekt der Phenylalaninhydroxylase**.

▷ Therapie und Verlauf

Bei Patienten mit Defekt der PAH ohne BH_4-Sensitivität wird eine phenylalaninarme Diät durchgeführt. Sie besteht im Säuglingsalter aus geringen Mengen Muttermilch und einer phenylalaninfreien Spezialmilch. Hierunter konnte bei der

Patientin die Plasma-Phenylalaninkonzentration innerhalb von sechs Tagen auf normale Werte unter 120 µmol/l gesenkt werden. Im weiteren Verlauf konnten die Werte unter einer täglichen Zufuhr von 40–50 mg Phenylalanin pro kg Körpergewicht im therapeutischen Zielbereich von 42–240 µmol/l gehalten werden. Die Eltern wurden darüber aufgeklärt, dass die phenylalaninarme Diät lebensbegleitend durchgeführt werden muss. Jenseits des Säuglingsalters besteht die Diät in einer rein vegetarischen Kost unter Verwendung von eiweißarmem Brot, Teigwaren und Gebäck. Da die Menge an erlaubtem natürlichem Eiweiß extrem gering ist, müssen die Patienten zusätzlich ein phenylalaninfreies Aminosäurengemisch einnehmen.

Wird die streng phenylalaninarme Diät frühzeitig eingeführt und konsequent eingehalten, kommt es zu einer nahezu altersentsprechenden neurologischen und intellektuellen Entwicklung.

Für Patienten mit BH_4-sensitiver Hyperphenylalaninämie durch Defekt der Phenylalaninhydroxylase wird BH_4 derzeit als Medikament zugelassen. Sobald dieses verfügbar ist, werden über 80 % der Patienten mit milderen klinischen Formen keine Diät mehr benötigen. Der Ersatz der Diät durch die Gabe eines natürlichen Kofaktors wird zu einer erheblichen Verbesserung der Lebensqualität der Patienten führen.

Quintessenz

Die Hyperphenylalaninämie (Phenylketonurie) ist eine der häufigsten genetisch bedingten Erkrankungen des Aminosäurestoffwechsels, die unbehandelt zu schwersten neurologischen Symptomen mit erheblicher Beeinträchtigung der intellektuellen Entwicklung führt. Ursache ist die Verwertungsstörung von Phenylalanin durch die Phenylalaninhydroxylase-Reaktion, entweder auf Grund eines Defekts des Enzymproteins oder infolge eines Mangels an dem erforderlichen Kofaktor Tetrahydrobiopterin (BH_4). Bei rechtzeitiger Behandlung mit einer phenylalaninarmen Diät können die schweren neurologischen Symptome und der gravierende Intelligenzdefekt verhindert werden.

Quelle
PD Dr. Ania Muntau, Universitätskinderklinik München

Weiterführende Literatur
Blau N. et al.: „Disorders of Tetrahydrobiopterin and related biogenic Amines." Scriver/Beaudet/Sly/Valle. (eds.): The Metabolic and Molecular Bases of inherited Disease, 8th edition. New York, McGraw Hill 2001, pp. 1725–1776.
Muntau A. C. et al.: „Tetrahydrobiopterin as an alternative treatment in mild phenylketonuria." New England Journal of Medicine 347 (2002), S. 2122–2132.
Scriver, C. R./Kaufman, S.: „Hyperphenylalaninemia: Phenylalanine Hydroxylase Deficiency." Scriver/Beaudet/Sly/Valle (eds.): The Metabolic and Molecular Bases of inherited Disease, 8th edition. New York, McGraw Hill 2001, pp. 1667–1724.

Fall 15

▷ **Anamnese**

Der Patient wurde im Alter von knapp vier Wochen in die örtliche Kinderklinik aufgenommen, weil er nicht gut trank und Gewicht verlor. Die Aufnahmeuntersuchung ergab keine auffallenden Befunde bis auf einen grenzwertigen Hämoglobingehalt von 11,7 g/dl [normal: 12–14 g/dl] bei einer Erythrozytenzahl von $3 \times 10^6/\mu l$. Leukozyten und Thrombozyten waren mit 480/μl bzw. 45 000/μl drastisch vermindert. Der mittlere Hämoglobingehalt der Erythrozyten (MCH) betrug ~ 40 pg.
Im Verlauf der folgenden zwei Wochen fielen der Hb-Wert auf 7,4 g/dl und die Thrombozytenzahl auf 2000/μl. Im Knochenmarksausstrich (☞ Abb. 15.1) fanden sich zahlreiche Megaloblasten (= abnorm vergrößerte, hämoglobinreiche Erythrozytenvorstufen).

| Welche erste Diagnose kann aufgrund dieser Befunde gestellt werden?

Der verminderte Hämoglobingehalt und die niedrige Erythrozytenzahl erlauben die Diagnose einer Anämie, die durch den erhöhten MCH-Wert der Erythrozyten und den Nachweis von Megaloblasten im Knochenmark als **hyperchrome megaloblastäre Anämie** charakterisiert wird. Der Befund, dass sämtliche zellulären Elemente des Blutes (Erythrozyten, Leukozyten und Thrombozyten), die alle aus den gleichen pluripotenten Stammzellen im Knochenmark hervorgehen, stark vermindert sind, weist auf eine allgemeine schwere Teilungs- und Reifungsstörung der Knochenmarksstammzellen hin. Dieser Verdacht wird auch durch den Nachweis der für solche Störungen charakteristischen Megaloblasten bestätigt.
Wegen der hohen Proliferationsrate der Zellen des Blut bildenden Systems äußern sich Störungen der Zellteilung bevorzugt in einem Mangel an Blutzellen.

| Worauf könnte eine Zellteilungsstörung im Knochenmark zurückzuführen sein?

Die hohe Proliferationsrate der hämatopoetischen Knochenmarksstammzellen erfordert die Bereitstellung ausreichender Mengen von Nukleotiden für die DNA-

Mithilfe des mittleren Hämoglobingehalts der Erythrozyten (MCH = Mean Corpuscular Hemoglobin) kann beurteilt werden, ob bei der Blutbildung ein Gleichgewicht zwischen Zellproliferation und Hämoglobinsynthese besteht. Bei einer Zellteilungsstörung ist der MCH erhöht, bei unzureichender Hämoglobinsynthese erniedrigt.
Berechnung:

$$MCH = \frac{Hb \text{ im Vollblut (g/dl)} \times 10}{\text{Erythrozytenzahl/l}}$$

[normal 26–34 pg].

Die Lebensdauer der Erythrozyten beträgt ca. 120 (110–130) Tage. Um eine konstante Erythrozytenzahl im Blut aufrechtzuerhalten, müssen pro Sekunde 2,4 Mio. Erythrozyten vom hämatopoetischen System nachgeliefert werden.

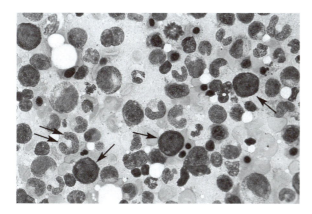

Abb. 15.1: Knochenmarksausstrich bei hyperchromer Anämie mit zahlreichen Megaloblasten (Pfeile) [10]

Synthese. Für die Biosynthese sowohl der Purinnukleotide (dATP und dGTP) als auch für die Bildung von dTMP aus dUMP (Thymidylatsynthase-Reaktion) sind Coenzyme, die sich von den Vitaminen Folsäure bzw. Cobalamin (Vitamin B_{12}) ableiten, unentbehrlich. Ein Cobalamin- oder Folsäure-Mangel könnte daher Ursache der beobachteten Anämie sein. Tatsächlich ist eine hyperchrome, megaloblastäre Anämie ein charakteristisches Symptom für einen derartigen Vitaminmangel. Aus diesem Grunde wurden bei dem Patienten die Serumkonzentrationen von Folsäure und B_{12} bestimmt, die jedoch im Normbereich lagen.
Folsäure im Serum: 9,5 ng/ml [normal: 3–15 ng/ml]
Vitamin B_{12} im Serum: 880 pg/ml [normal: 310–1100 pg/ml].

Wie lässt sich erklären, dass bei dem Patienten Symptome einer Vitaminmangelkrankheit vorliegen, obgleich ausreichende Vitaminkonzentrationen im Serum vorhanden sind?

Die mit der Nahrung zugeführten Vitamine Folsäure und Cobalamin (Vitamin B_{12}) sind Vorstufen der wichtigen Coenzyme Tetrahydrofolsäure (FH_4) bzw. Methylcobalamin (Me-Cbl), die als Überträger von Ein-Kohlenstoff-(C1)-Fragmenten eine herausragende Rolle im Aminosäure- und Nukleotidstoffwechsel spielen. Von besonderer Bedeutung ist dabei die Tetrahydrofolsäure (FH_4), die als Coenzym bei mehreren wichtigen Reaktionen (z. B. in der Purinbiosynthese, bei der Thymidinsynthese und – zusammen mit Me-Cbl – für SAM-abhängige Methylierungsreaktionen) (☞ Fall 3, 11) erforderlich ist.
Eine unzureichende Zufuhr von Folsäure oder B_{12}, oder die Unfähigkeit, diese Vitamine aus der Nahrung aufzunehmen, führt zur Blockade dieser Stoffwechselreaktionen und als Konsequenz zu einem Mangel an wichtigen Substraten für die DNA-Synthese, sodass es zu Zellteilungsstörungen der rasch wachsenden hämatopoetischen Zellen kommt.
Ebenso könnte jedoch auch eine Unfähigkeit, die aktiven Coenzyme aus den aufgenommenen Vitaminen zu bilden, selbst bei ausreichender Zufuhr zu dem beobachteten Krankheitsbild führen.
Um diese Möglichkeit zu überprüfen, wurde bei dem Patienten eine Leberpunktion durchgeführt. In dem gewonnenen Biopsiematerial wurde die Aktivität der Thymidylatsynthase, die als Coenzym N^5-N^{10}-Methylentetrahydrofolsäure (Methylen-FH_4) benötigt, gemessen. Dabei zeigte sich, dass die Umwandlung von 2-Desoxyuridylat zu Thymidylat auf ca. 15 % der Norm vermindert war. Durch Zugabe von Tetrahydrofolsäure (FH_4), nicht aber durch Zugabe von Folsäure, Dihydrofolsäure (FH_2) oder Vitamin B_{12} zum Reaktionsansatz konnte die Reaktion jedoch vollständig normalisiert werden.

Wie lässt sich dieser Befund erklären?

Die Thymidylatsynthase katalysiert die Methylierung von 2-Desoxy-Uridinmonophosphat (dUMP) zu 2-Desoxy-Thymidinmonophosphat (dTMP) (Synthese von 2-Desoxy-Thymidinmonophosphat (dTMP) aus 2-Desoxyuridinmonophosphat (dUMP)). Dabei dient N^5-N^{10}-Methylentetrahydrofolat sowohl als Methylgruppendonator als auch zugleich als Reduktionsmittel für die Reduktion der Methylengruppe zur Methylgruppe, wobei FH_4 zu FH_2 oxidiert wird. Die entstandene Dihydrofolsäure muss anschließend mithilfe der Dihydrofolatreduktase (DHFR) wieder zu FH_4 reduziert werden (☞ Abb. 15.2).
Offensichtlich ist diese Regenerierung von FH_4 aus FH_2 bei dem Patienten nicht möglich, da die Enzymaktivität durch Zugabe des aktiven Coenzyms, nicht aber

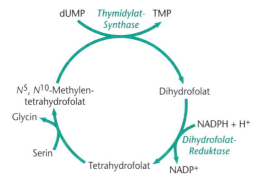

Abb. 15.2: Thymidylatsynthase- und Dihydrofolatreduktase-Reaktion [16]

durch Zugabe seiner Vorstufen, FH$_2$ bzw. Folsäure, normalisiert werden konnte. Die nahe liegende Erklärung für diese Beobachtung wäre ein Defekt der DHFR, durch den trotz genügender Vitaminzufuhr die Bereitstellung ausreichender FH$_4$-Konzentrationen unmöglich ist.
Tatsächlich ergab die Bestimmung der DHFR-Aktivität im Leberzellhomogenat des Patienten einen stark verringerten Wert von 0,27 nMol/min × mg Protein (normal: 1,0–1,7 nMol/min × mg Protein).

▷ **Diagnose**

Welcher Zusammenhang besteht zwischen diesem Befund und dem Krankheitsbild?

Die Unfähigkeit, FH$_4$ in ausreichender Menge bereitzustellen, führt zu einer verminderten Synthese von dTMP und damit zum Mangel einer essentiellen Vorstufe für die DNA-Synthese. Vor allem in den Blut bildenden Knochenmarksstammzellen führt diese Störung der DNA-Synthese zu einer Proliferationshemmung, die sich letztendlich als megaloblastäre Anämie äußert. Sie können hier also die Diagnose **Megaloblastäre Anämie in der Neugeborenenperiode bei angeborener Dihydrofolatreduktase-Defizienz** stellen.

Welche therapeutischen Maßnahmen schlagen Sie in diesem Fall vor?

Da bei dem Patienten die Umwandlung des Vitamins Folsäure zur aktiven Coenzymform FH$_4$ defekt ist, verspricht eine zusätzliche Vitaminzufuhr keine Besserung des Krankheitsbildes. Dagegen sollte man erwarten, dass durch die Zufuhr ihres Reaktionsproduktes FH$_4$ oder eines geeigneten FH$_4$-Derivates der Defekt der DHFR kompensiert werden könnte.

▷ **Verlauf**

Eine Standardtherapie mit hohen Dosen von Folsäure und Vitamin B$_{12}$ brachte bei dem Patienten keine Besserung der Anämie, jedoch führte bereits eine kleine Dosis von Tetrahydrofolsäure zu einer Vermehrung der Erythrozyten im Blut mit Auftreten zahlreicher Retikulozyten (Retikulozytenkrise).
Unter einer Erhaltungstherapie mit FH$_4$ besserte sich bei dem Patienten die Anämie. Bei einer Kontrolluntersuchung im Alter von sechs Monaten lagen Zellzah-

Retikulozyten sind die normalerweise nur in einem geringen Prozentsatz (0,4–1,5 %) im Blut vorkommenden unmittelbaren Vorstufen der Erythrozyten, die bei einer erfolgreichen Behandlung einer Anämie in großer Zahl aus dem Knochenmark ins Blut ausgeschwemmt werden (= Retikulozytenkrise).

len und Hämoglobingehalt im Blut stabil im Normbereich. Die Blutbildung war ebenso normal wie die körperliche und geistige Entwicklung des Kindes.

> **Quintessenz**
> Für eine ausreichende Hämatopoese sind die Coenzymderivate (Methyl-Cobalamin bzw. Tetrahydrofolsäure) der Vitamine B_{12} und Folsäure erforderlich. Ein Defekt in der Bereitstellung dieser Coenzyme führt durch die Beeinträchtigung der DNA-Synthese zu einer Proliferations- und Reifungsstörung der Knochenmarksstammzellen und zum Krankheitsbild einer megaloblastären Anämie. Auch ein angeborener Defekt der Dihydrofolatreduktase (sehr selten), durch den die Regenerierung von Tetrahydrofolsäure aus Dihydrofolsäure verhindert wird, kann bereits in der Neugeborenenperiode zu diesem Krankheitsbild führen.

Quelle
Tauro, G. P. et al.: „Dihydrofolate reductase deficiency causing megaloblastic anemia in two families." New England Journal of Medicine 294 (1976), pp. 466–470.

Weiterführende Literatur
Erbe, R. E.: „Inborn errors of folate metabolism." New England Journal of Medicine 293 (1975), S. 753–757.

Fall 16

▷ Anamnese
Die 5-jährige Tochter eines Wanderarbeiters erkrankte plötzlich an einer schweren fieberhaften Angina mit Übelkeit, Kopfschmerzen und Schüttelfrost. Da in der Gegend seit einiger Zeit Diphtheriefälle aufgetreten waren, wurde das Kind mit der Verdachtsdiagnose Diphtherie in ein Krankenhaus eingewiesen.

▷ Aufnahmebefund
Bei der Aufnahme war das Kind in einem schlechten Allgemeinzustand mit hohem Fieber (40 °C) und einer Leukozytose von 32000/µl. Der aufnehmende Arzt bemerkte im stark geröteten Rachen zähe graugelbe Beläge in der Nähe der geschwollenen Tonsillen (☞ Abb. 16.1), die sich mit dem Spatel nicht abstreifen ließen und bei Berührung bluteten.
Die Kieferwinkellymphknoten waren geschwollen und sehr druckempfindlich. Der Puls war beschleunigt (130/min) und unregelmäßig. Im EKG fand sich eine Störung der Erregungsausbreitung. Das Kind war nicht gegen Diphtherie geimpft worden.

▷ Diagnose
Die Diagnose **Diphtherie** ergibt sich in diesem Fall aus dem charakteristischen klinischen Bild (akute Angina mit zähen, blutenden Belägen der Tonsillen) im Zusammenhang mit der herrschenden Epidemie. Sie wird durch den mikrobiologischen Nachweis von virulenten Diphtheriebakterien im Rachenabstrich bestätigt.

Wodurch wird Diphtherie hervorgerufen?

Diphtherie ist eine potentiell lebensbedrohliche Infektion mit Exotoxin bildenden, virulenten Stämmen von Corynebakterium diphtheriae. Die Fähigkeit zur Exotoxinproduktion beruht auf einer Infektion der Bakterien mit einem lysogenen Bakteriophagen, der das so genannte **tox** Gen trägt.
Dieses virale Gen codiert ein Exotoxin, das von den Bakterien exprimiert und sezerniert wird. Die charakteristischen Krankheitssymptome der Diphtherie sind hauptsächlich auf die Wirkung dieses Toxins zurückzuführen.
Das Toxin schädigt bevorzugt Herzmuskelzellen (→ Myokarditis mit Gefahr einer Herzmuskellähmung), die Epithelien des Rachens und der oberen Atemwege

Diphtherie ist eine durch pathogene Stämme des Diphtheriebakteriums Corynebacterium diphtheriae hervorgerufene akute Infektionskrankheit des oberen Respirationstraktes, die häufig mit einer schweren Angina mit Epithelnekrosen und membranartigen weißgrauen Belägen (sog. Pseudomembranen) beginnt. Durch die Wirkung des von den Bakterien gebildeten Toxins können Herz, Nerven und Nieren geschädigt werden.

Bei **Exotoxinen** handelt es sich um von verschiedenen pathogenen Bakterienarten ausgeschiedene hoch wirksame Gifte. Die meisten Exotoxine sind komplex gebaute Proteine, die in der Regel eine hoch spezifische enzymatische Aktivität besitzen.

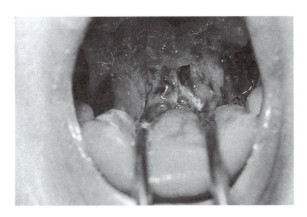

Abb. 16.1: Tonsillen mit grauweißen Belägen [6]

(→ Epithelnekrosen mit membranartigen Belägen auf den Tonsillen und im Kehlkopf, die die Atemwege verlegen und zur Erstickung führen können) und Schwann-Zellen (→ Gefahr von peripheren Nervenlähmungen).

Was ist die Wirkung von Diphtherietoxin?

Diphtherietoxin ist ein Enzym mit einem Molekulargewicht von 62 kDa. Durch kurze proteolytische Behandlung wird es in zwei Fragmente (A+B) zerlegt. Das amino-terminale A-Fragment (28 kDa) ist noch enzymatisch voll aktiv, während das carboxy-terminale B-Fragment (34 kDa) keine Aktivität besitzt.
Intaktes Diphtherietoxin tötet menschliche Zellen in Gewebekultur ab. Keines der beiden Fragmente hat diesen Effekt.
Dagegen wird in Zellextrakten der gleichen Zellen die Proteinbiosynthese durch das A-Fragment allein ebenso gehemmt wie durch das intakte Toxin, während das B-Fragment keine Wirkung besitzt.

Welche Funktion lässt sich aus diesem Befund für das B-Fragment ableiten?

Da auf ganze Zellen nur das native Toxin wirkt, während im zellfreien System das A-Fragment ebenso wirksam ist wie das vollständige Toxinmolekül, kann man vermuten, dass das B-Fragment für die Wirkung der A-Domäne auf intakte Zellen erforderlich ist. Tatsächlich wird Diphtherietoxin über die B-Domäne an spezifische Rezeptoren in der Zellmembran von Myokardzellen, Epithelien und Schwann-Zellen (→ Organspezifität der Toxinwirkung) gebunden und anschließend proteolytisch gespalten. Das freigesetzte A-Fragment wird durch rezeptorvermittelte Endozytose in die Zellen aufgenommen, wo es die Proteinsynthese blockiert. Dies wird dadurch bewirkt, dass das A-Fragment die Übertragung eines ADP-Ribose-Restes von NAD auf die Aminosäure Diphthamid (einen modifizierten Histidinrest) der Translokase (= Elongationsfaktor EF2), eines für die Proteinsynthese essentiellen Proteins, katalysiert (☞ Abb. 16.2). Diese Modifikation betrifft spezifisch den Elongationsfaktor eukaryoter Zellen, die bakterieneigene Translokase wird nicht verändert. Dadurch wird EF2 inaktiviert und die Proteinsynthese blockiert. Die betroffene Zelle stirbt ab.

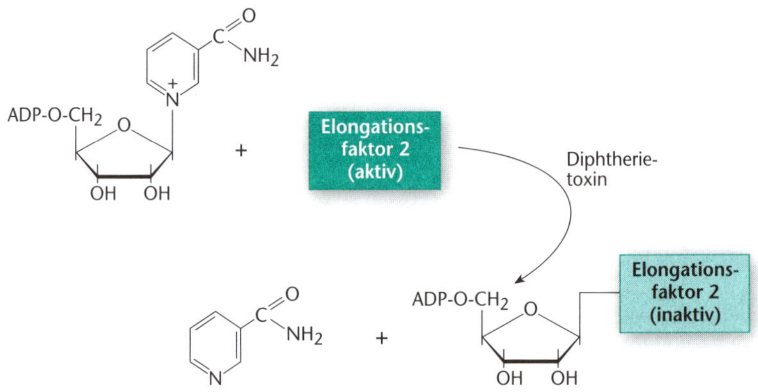

Abb. 16.2: Wirkungsmechanismus von Diphtherietoxin [15]

Diese cytotoxische Wirkung des Diphtherietoxins wird seit einigen Jahren auch in der Krebstherapie zur gezielten Abtötung von Tumorzellen genutzt.

Diese ungewöhnlich erscheinende kovalente Modifikation von Proteinen durch Übertragung eines ADP-Riboserestes ist ein verbreiteter Wirkungsmechanismus von bakteriellen Exotoxinen. Z. B. katalysieren Choleratoxin oder Pertussistoxin (das Exotoxin des Keuchhustenerregers) ebenfalls die ADP-Ribosylierung von spezifischen Wirtsproteinen, die dadurch inaktiviert werden.

Welche Therapiemaßnahmen schlagen Sie vor?

Ohne Behandlung ist die Diphtherie eine akut lebensbedrohliche Krankheit: Deshalb muss bereits bei einem begründeten Verdacht die Therapie eingeleitet werden, die sich an zwei Prinzipien orientiert: Vordringlich muss das bereits vorhandene Toxin unschädlich gemacht und die weitere Ausbreitung der Corynebakterien durch eine antibiotische Therapie bekämpft werden. Dafür eignen sich verschiedene Antibiotika, denen gegenüber Corynebakterien sensitiv sind, wie z. B. Penicillin oder Erythromycin. Zur Neutralisierung des im Blut vorhandenen Diphtherietoxins ist jedoch stets auch die zusätzliche Behandlung mit Antitoxin erforderlich.

Was ist Diphtherieantitoxin und wie wirkt es?

Beim Diphtherieantitoxin handelt es sich um einen spezifisch gegen das Toxin gerichteten, in der Regel aus Pferdeserum gewonnenen Antikörper, der das Diphtherietoxin spezifisch bindet und dadurch unschädlich macht (neutralisiert). Da es sich dabei um ein Fremdprotein handelt, besteht besonders bei wiederholter Gabe die Gefahr einer allergischen Reaktion des Patienten. Es ist deshalb sinnvoll, durch eine frühzeitige prophylaktische Diphtherieschutzimpfung, die bereits ab dem 3. Lebensmonat durchgeführt werden soll, der Krankheit vorzubeugen. Als geeignetes Antigen dient dazu das Diphtherietoxoid, das durch Behandlung von Diphtherietoxin mit Formaldehyd gewonnen wird.

Welchen Effekt erwarten Sie von dieser Behandlung auf die enzymatische Aktivität und auf die Antigenität des Toxoids?

Formaldehyd reagiert mit der Aminogruppe von Lysinresten des Toxinproteins, das durch diese chemische Modifikation seine enzymatische Aktivität und Toxizität verliert. Das inaktivierte Toxin (= Toxoid) besitzt aber noch volle Antigenität und löst beim Geimpften die Bildung von spezifischen Antikörpern aus, die bei einer späteren Infektion das native Toxin binden und neutralisieren können.

▷ **Therapie**

Da im geschilderten Fall kein Impfschutz bestand, und bereits Zeichen einer Myokardbeteiligung (→ EKG) vorhanden waren, war es nötig, schon vor der endgültigen mikrobiologischen Diagnose die Therapie einzuleiten. Der Patientin wurde Diphtherieantitoxin i. v. verabreicht und zusätzlich Penicillin und Erythromycin gegeben.

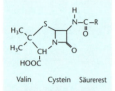

Abb. 16.3:
Penicillin [2]

Welches sind die Wirkungsmechanismen dieser Antibiotika?

Penicillin ist ein effektiver Hemmstoff der Synthese von Murein, einer wichtigen Komponente der bakteriellen Zellwand. Es zerstört auf diese Weise das stabile Außenskelett der Bakterienzellen, die unter dem hohen osmotischen Innendruck zerbersten.

Erythromycin, das spezifisch an die 50S-Untereinheit der bakteriellen Ribosomen bindet, blockiert die Proteinsynthese (Translation) der Bakterien und tötet sie dadurch ab, ohne die Wirtszellen zu schädigen.

Ist es notwendig, die Patientin mit mehreren wirksamen Antibiotika zu behandeln?

Da viele Bakterien gegenüber einzelnen Antibiotika resistent sind, ist es gelegentlich erforderlich, verschiedene Antibiotika mit unterschiedlichen Wirkungsmechanismen einzusetzen, damit bei einer Resistenz gegen eines ein anderes wirken kann. Für die Wirkung des Penicillins ist der zentrale, aus vier Atomen gebildete **β-Lactamring** essentiell. Penicillin-resistente Bakterien besitzen häufig ein Enzym (β-Lactamase), das diesen Ring hydrolytisch spaltet und dadurch das Penicillin unwirksam macht.

Da im vorliegenden Fall eine Resistenzbestimmung nicht abgewartet werden konnte, war der Einsatz von zwei erfahrungsgemäß gegen die meisten Corynebakterien-Stämme wirksamen Medikamenten sinnvoll.

▷ **Verlauf**

Unter der eingeschlagenen Therapie klangen die Symptome rasch ab, sodass die Patientin nach zwei Wochen, nachdem der mikrobiologische Befund negativ war, entlassen werden konnte.

Quintessenz

Die potentiell lebensbedrohlichen Symptome einer Diphtherie sind auf das von den Diphtheriebakterien gebildete Exotoxin zurückzuführen. Das Exotoxin katalysiert in empfindlichen Zellen spezifisch die ADP-Ribosylierung des Elongationsfaktors EF2, einer für die Proteinsynthese essentiellen Komponente, und blockiert dadurch die Proteinsynthese und tötet die Zellen ab. Durch spezifische Antikörper (Diphtherieantitoxin) kann das Toxin gebunden und neutralisiert werden. In Industrieländern kommt dank der verbreiteten Schutzimpfung die Diphtherie, die vor der Einführung der Impfprophylaxe eine der hauptsächlichen Todesursachen im Kindesalter war, nur noch selten vor.

Weiterführende Literatur

Montgomery/Dryer/Conway/Spector: Biochemistry. A case-oriented approach, 4th edition. Mosby, St. Louis 1983.

Pappenheimer, A. M.: „Diphtheria Toxin." Annual Review of Biochemistry 46 (1977), p. 69–94.

Fall 17

▷ Anamnese

Ein fünfjähriger Junge aus einer italienischen Familie wird wegen eines akuten respiratorischen Infektes in ein Krankenhaus eingewiesen. Bei der Aufnahme ist er sehr krank mit einer Temperatur von 40 °C.

▷ Aufnahmebefund

Dem untersuchenden Arzt fiel auf, dass der Junge für sein Alter recht klein war und Sternum und Rippen aufgetrieben waren. Der Patient war sehr blass, und es bestand ein leichter Ikterus. Das Abdomen war stark aufgetrieben, die Leber vergrößert und die Milz bis in das kleine Becken tastbar.

Der Patient war nach einer normalen Schwangerschaft zum Termin ohne Komplikationen geboren worden, hatte aber schon als Säugling schlecht getrunken und nur langsam an Gewicht zugenommen. Schon im Kleinkindalter war eine Vergrößerung von Leber und Milz festgestellt worden. Bereits mehrmals musste er wegen einer Anämie mit Hb-Werten von 5–6 g/dl mit Bluttransfusionen behandelt werden. Seitdem erhielt er in regelmäßigen Abständen Transfusionen.

Die Familienanamnese ergab, dass ein Zwillingsbruder und ein älterer Bruder des Patienten ebenfalls an einer schweren Anämie litten.

▷ Laborbefunde

Das Blutbild bei Aufnahme zeigte eine schwere Anämie mit einem Hb-Wert von 6,8 g/dl. Gesamtbilirubin im Serum: 3,5 mg/dl (direktes Bilirubin 0,4 mg/dl). Die Erythrozytenzahl betrug $3,7 \times 10^6/\mu l$, darunter 6300 kernhaltige Erythrozytenvorstufen/µl (Erythroblasten)). Im Blutausstrich zeigten sich eine Anisozytose und Poikilozytose der Erythrozyten bei einer massiven Hypochromie.

Außerdem wurde mithilfe einer radioaktiven Markierung mit ^{51}Cr die mittlere Erythrozytenlebenszeit bestimmt, die nur 21 Tage betrug.

Im Knochemarksausstrich fanden sich zahlreiche erythroide Zellen, die zum größten Teil auffällige Einschlusskörper aus präzipitiertem Protein enthielten.

> Normalerweise zeigen in einem Blutausstrich alle Erythrozyten eine gleichmäßig runde Form und ähnliche Größe. Unterschiedlich große (= Anisozytose) und abnorm geformte (z. B. elliptisch oder keulenartig, = Poikilozytose) Erythrozyten sind Zeichen von schweren Störungen der Erythropoese.

> Beim Abbau der Erythrozyten im Retikulo-Endothelialen System der Milz entsteht aus dem frei werdenden Häm als unmittelbares Abbauprodukt zunächst das schlecht lösliche indirekte Bilirubin. Dieses wird anschließend in der Leber durch Glukuronidierung in das gut lösliche direkte Bilirubin umgewandelt und über die Galle ausgeschieden. Die Erhöhung des indirekten Bilirubins spricht daher für eine gesteigerte Hämolyse oder eine Störung der weiteren Verarbeitung in der Leber, während die Erhöhung des direkten Bilirubins auf eine Leberzellschädigung oder Behinderung des Gallenabflusses hinweist.

Wie sind diese Befunde zu bewerten?

Im Vordergrund des klinischen Bildes steht die schwere Anämie (→ Hb-Wert) des Patienten, die offenbar durch einen gesteigerten Abbau der Erythrozyten (→ verkürzte Lebenszeit) verursacht wird. Auch der Ikterus mit der Erhöhung des indirekten Bilirubins spricht für eine hämolytische Anämie.

Daneben weist die geringe **Erythrozytenzahl** auch auf eine unzureichende Erythrozytenbildung hin, sodass wahrscheinlich sowohl die überstürzte Hämolyse als auch eine insuffiziente Erythropoese zu der Anämie beitragen. Die kompensatorisch gesteigerte Erythropoese, die sich in der **Vermehrung der Erythrozytenvorstufen** im Knochenmark und im Auftreten von **Erythroblasten im Blut** äußert, führt zur Knochenmarksexpansion (→ Auftreibungen von Sternum und Rippen) und infolge einer extramedullär stattfindenden Blutbildung zu der Vergrößerung von Milz und Leber. Auch die gesteigerte Hämolyse in der Milz führt zu der extremen Vergrößerung dieses Organs.

Die Familienanamnese deutet darauf hin, dass es sich bei dieser Anämie um eine genetisch bedingte, möglicherweise rezessiv vererbte Erkrankung handelt, die seit frühester Kindheit besteht.

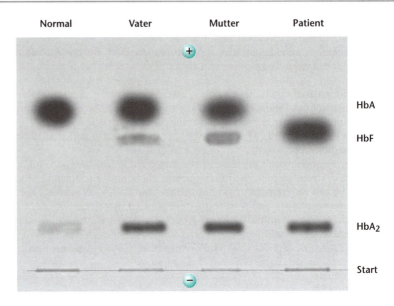

Abb. 17.1: Hämoglobinelektrophorese des Patienten und seiner Eltern [3]

Normalerweise wird das während der Intrauterinperiode gebildete **fetale Hämoglobin (HbF)**, ein Tetramer aus je zwei α- und γ-Ketten ($\alpha_2\gamma_2$), während der ersten sechs Lebensmonate durch die adulten Hämoglobintypen **HbA ($\alpha_2\beta_2$)** (> 96 %) und **HbA$_2$** ($\alpha_2\delta_2$)(< 4 %) ersetzt.

| Welche zusätzlichen Untersuchungen würden Sie zur Aufklärung der molekularen Ursache dieser Krankheit vorschlagen?

Anämien infolge einer gesteigerten Hämolyse können durch die Bildung abnormer Proteine in den erythropoetischen Zellen ausgelöst werden. Aus diesem Grunde wurde zur weiteren Abklärung der Diagnose eine Elektrophorese des Hämoglobins des Patienten und seiner Eltern durchgeführt, deren Ergebnis in Abb. 17.1 wiedergegeben ist.
Die quantitative Bestimmung ergab für den Patienten 95 % HbF ($\alpha_2\gamma_2$) [normal: 0,5–1 %] und 5 % HbA$_2$ ($\alpha_2\delta_2$) [normal: 1,5–3 %], aber kein HbA ($\alpha_2\beta_2$). Bei beiden Eltern fanden sich neben HbA deutlich erhöhte Mengen von HbA$_2$ bzw. HbF (ca. 6 %. bzw. 3–4 %).

| Was lässt sich aus dem Ergebnis dieser Untersuchungen schließen?

Der Befund, dass die bei dem Patienten abnorm vermehrten Hämoglobinspezies kein β-Globin enthalten, deutet darauf hin, dass der Patient – offenbar aufgrund einer Mutation des β-Globingens – nicht in der Lage ist, dieses Protein zu synthetisieren. Die Elektrophorese des elterlichen Bluts zeigt auch hier eine pathologische Verteilung der Hämoglobinarten. Da die Eltern keine Krankheitssymptome aufweisen, kann von einem autosomal rezessiven Defekt im β-Globin-Gen ausgegangen werden, dessen Auswirkungen nur beim homozygoten Sohn offenbar werden.

Fall 17

Wie könnte dieser Verdacht bestätigt werden?

Genetische Mutationen lassen sich auf der Ebene der DNA durch eine Sequenzanalyse mithilfe der Polymerase-Kettenreaktion (PCR) nachweisen, durch die Abweichungen von der normalen Basensequenz festgestellt werden können.
Im geschilderten Fall ergab diese Analyse zwei verschiedene, dem β-Globingen homologe Sequenzen (Sequenz 1 bzw. 2), von denen sich die eine im Intron 1, die andere im Exon 1 von der normalen Sequenz unterschied:

Patientensequenz 1:
In der ersten Sequenz fand sich eine G→A-Transition im Intron 1.
Intron 1: (Die Intronsequenz ist kursiv hervorgehoben, die normale 3'-Akzeptorstelle (TAG) ist unterstrichen, die gefundene Abweichung ist grün markiert.)
normale Sequenz:
5'... *CCTATTGGTCTATTTTCCACCCT*TAG GCTGCTG 3'
Patientensequenz 1
5'... *CCTATT**A**GTCTATTTTCCACCCTTAG* GCTGCTG 3'

Patientensequenz 2:
In der zweiten Sequenz fand sich die Deletion eines Cytidinrestes im Exon 1.
Exon 1:
normale Sequenz:
5'... CATCTGACTCCTGAGGAAAGACTGCCGTAAACGCAC ....
Patientensequenz 2
5'... CATCTGACTCTGAGGAAAGACTGCCGTAAACGCACT ...
(Δ)
Abgesehen von diesen Sequenzabweichungen war die Nukleotidsequenz des β-Globingens bei dem Patienten nicht verändert.

Welche Schlussfolgerungen lässt dieser Befund zu?

Es handelt sich bei dem Patienten um eine gemischte Heterozygotie, da von beiden Eltern unterschiedlich mutierte β-Globingene ererbt wurden. Offensichtlich führt jede der beiden Mutationen zum Funktionsverlust des Gens.

Welche Konsequenzen haben diese Mutationen auf die Synthese des β-Globins?

Mutation 1: Fehlspleißen durch Aktivierung einer kryptischen Spleißstelle.
Durch die Mutation entsteht im Intron 1 eine stromauf gelegene Akzeptorstelle für das Spleißen der RNA, die beim Prozessieren des Primärtranskripts zum Einschub einer zusätzlichen Sequenz in der messenger RNA führt (☞ Abb. 17.2). Dies führt dazu, dass noch 18 Basenpaare von der normalerweise herausgeschnittenen Intronsequenz dazu gespleißt werden.
Intron 1: (Die Intronsequenz ist kursiv hervorgehoben, die G→A-Transition ist fett hervorgehoben, die dadurch neu entstandene Akzeptorsequenz ist unterstrichen, die zusätzliche Basensequenz in der mRNA ist grün.
normale Sequenz:
5'... *CCUAUU**G**GUCUAUUUUCCACCC*UUAG⌊GCUGCUG
Patientensequenz 1:
5'... *CCUAUUAG*⌊*TCUAUUUUCCACCCUUAG*GCUGCUG

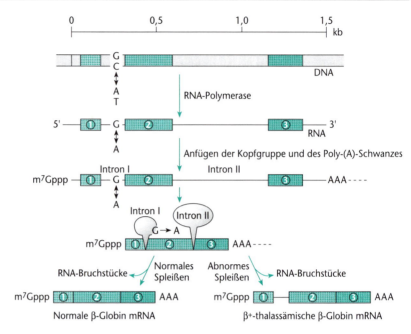

Abb. 17.2: Transkription und Prozessieren des normalen und des im Intron 1 mutierten β-Globingens [15]

Nach der Transkription und dem Spleißen des Primärtranskripts besitzt die normale mRNA folgende Sequenz, die bei der Translation für die entsprechende Peptidsequenz codiert:
normale Sequenz mRNA:
5'XYZ ~~~~ N/GCU GCU G .----- ...
Polypeptid:
.------   Ala   Ala .------ ....
Dagegen ist die fehlgespleißte mRNA um einen Einschub von 18 Basen verlängert, der mit einem Stopcodon (UAG) endet.
Fehlgespleißte mRNA:
5'X YZ ~~~~ N/UCU AUU UUC CAC CCU UAG GCU GCU G....
Polypeptid:
.....   Ser   Ile   Phe   His   Pro   Stop

Bei der Patientensequenz 2 führt die Deletion des Cytidinrestes zu einer Verschiebung des Leserasters (Frameshift). Dadurch entsteht in der mRNA ein Stopcodon, das bei der Translation zu einem vorzeitigen Abbruch der β-Globinkette führt.

Mutation 2: Deletion in Exon 1 mit Frameshift („Rasterschub"):
Das durch die Mutation entfernte **C** ist durch ein Δ und die Deletionsstelle in der Patientensequenz grün markiert.
Exon 1:
normale Sequenz:
5'CAT/CTG/ACT/ CCT/GAG/GAA/AAG/ACT/GCC/GTA/AAC/GCA...
　　　　　　　 Δ　　||||||||||||
Patientensequenz 2:
5'CAT/CTG/ACT/ CTG/AGG/AAA/AGA/CTG/CCG/TAA/ACGCACT
mRNA normale Sequenz:
5'CAU CUG ACU CCU GAG GAA AAG ACU GCC GUA AAC GCA CUG
Polypeptid:
　His Leu Thr Pro Glu Glu Lys Thr Ala Val Asn Ala Leu...
mRNA Patientensequenz 2:
5'CAU CUG ACU CUG AGG AAA AGA CUG CCG **UAA** ACGCACT
Polypeptid:
　His Leu Thr Leu Arg Lys Arg Leu Pro Stop

▷ **Diagnose**
Beide Mutationen verhindern die Synthese eines intakten, funktionsfähigen β-Globins. Der Patient ist daher nicht in der Lage, normales Hämoglobin zu bilden (**β⁰-Thalassämie**), während seine heterozygoten Eltern, bei denen eines der beiden β-Globingene intakt ist, noch ausreichende Mengen HbA produzieren können und deshalb keine oder nur leichte Anämiesymptome aufweisen (**β⁺-Thalassämie**).
In beiden Fällen führt die Expression der normalen α-Globingene zu einem Ungleichgewicht in der Synthese der Globinketten. Das überschüssige α-Globin kombiniert mit γ- und δ-Globin zu den normalerweise nicht oder nur in geringem Umfang gebildeten Hämoglobinspezies HbF und HbA$_2$. Als freies Polypeptid ist α-Globin instabil. Es denaturiert und fällt in den Hämoglobin-synthetisierenden Zellen als unlösliches Präzipitat aus (→ Einschlusskörper in den erythroiden Knochenmarkszellen). Durch die unlöslichen Präzipitate werden diese Zellen so sehr geschädigt, dass sie vorzeitig absterben.
Denaturiertes α-Globin schädigt auch die Membranen der reifen Erythrozyten, die deshalb im retikulären System der Milz abgebaut werden (→ Hämolyse).
Die Diagnose lautet deshalb in diesem Fall **β⁰-Thalassämie** („Mittelmeeranämie"). Die verschiedenen Defekte des β-Globingens sind weit verbreitet in Regionen, in denen die Malaria endemisch ist, da heterozygote Merkmalsträger gegenüber dieser Krankheit weitgehend resistent sind (= balancierter Polymorphismus ☞ Glossar). Ihr deutscher Name „Mittelmeeranämie" ist darauf zurückzuführen, dass die Thalassämie in den Malariagebieten rund um das Mittelmeer (Italien*, Griechenland, Nordafrika) gehäuft auftritt.

| **Welche therapeutischen Maßnahmen würden Sie in Erwägung ziehen?**

Da die schwere Anämie durch einen genetischen Defekt verursacht ist, kann sie, solange eine zuverlässige Gentherapie nicht möglich ist, lediglich symptomatisch behandelt werden. Dabei sind besonders im Kindesalter Bluttransfusionen die

---

* Selbst Rom war bis zur Trockenlegung der pontinischen Sümpfe (um 1930) ein berüchtigtes Malariaendemiegebiet. Nebenbei: der Name „Malaria" (mala aria = „schlechte Luft") ist italienisch.

wichtigste Maßnahme, um die Hb-Konzentration in einem akzeptablen Bereich von > 9 g/dl zu halten und eine normale Entwicklung zu ermöglichen. Die häufigen Transfusionen können jedoch zu einer Überlastung des Organismus mit Eisen führen, das in vielen Organen (z. B. Leber, Herzmuskel und endokrinen Drüsen) abgelagert wird und zum Zelltod und Organversagen führen kann. Dieser transfusionsbedingten Hämosiderose wird durch tägliche subkutane Infusionen mit einem Chelatbildner (Desferrioxamin) entgegengewirkt. Wegen der dennoch eindeutig reduzierten Lebenserwartung der Patienten würde man bei einer schweren β^0-Thalassämie eine Stammzelltransplantation in Betracht ziehen. Als weitere Möglichkeit kommt eine Knochenmarkstransplantation in Frage.

Heterozygote Merkmalsträger sind bis auf eine geringe Anämie in der Regel klinisch gesund und benötigen keine Therapie.

Quintessenz
Das vollständige Fehlen der β-Kette des Hämoglobins, das durch unterschiedliche Defekte des β-Globingens bedingt sein kann, führt zum Krankheitsbild der β-Thalassämie. Dabei kommt es durch eine exzessive Produktion von α-Globin zu Schädigungen von Erythrozytenvorstufen im Knochenmark und reifen Erythrozyten. Zusammen führen diese Schädigungen zu einer schweren Anämie. Die Verbreitung von Thalassämiegenen in Malariaendemiegebieten ist ein interessantes Beispiel für einen balancierten Polymorphismus, bei dem eine an sich nachteilige Mutation unter bestimmten Umweltbedingungen für heterozygote Merkmalsträger einen Vorteil mit sich bringt und deshalb im Genpool erhalten bleibt.

Weiterführende Literatur

Busslinger et al.: „β^+-Thalassemia: aberrant splicing results from a single point mutation in an intron." Cell 27 (1981), pp. 289–289.

Montgomery/Dryer/Conway/Spector: Biochemistry. A case-oriented approach, 4th ed. Mosby, St. Louis 1983.

Weatherall, D. J. et al.: „The Hemoglobinopathies." Scriver/Beaudet/Sly/Valle (eds.): The Metabolic and Molecular Bases of inherited Disease, 8th edition. New York, McGraw Hill 2001, pp. 4571–4636.

Fall 18

▷ **Anamnese**

Ein 12-jähriger Junge wurde mit schwersten Hautveränderungen im Gesicht und an den Händen in eine Hautklinik eingewiesen. Die Haut war schuppig und trocken mit atrophischen und überpigmentierten Bereichen sowie zahlreichen Teleangiektasien (= Erweiterungen von oberflächlichen Hautgefäßen). An der Unterlippe fand sich ein etwa erbsengroßer, harter, nicht verschieblicher Hauttumor, der nach einer Probeexzision als Plattenepithelkarzinom diagnostiziert wurde. Zwei weitere kleine Hautkarzinome fanden sich nebeneinander auf dem rechten Handrücken inmitten eines schwer veränderten hyperkeratinisierten Bereichs.

Die Anamnese des Kindes war aufschlussreich. Die Mutter gab an, dass ihr Mann ein Vetter zweiten Grades sei und ihr Sohn schon seit frühester Kindheit an schwerem Sonnenbrand mit intensiver Rötung und Blasenbildung gelitten habe, sobald er sich nur kurz der Sonne aussetzte. Schwere pathologische Hautveränderungen seien mit zehn Jahren aufgefallen, als erstmals ein Hautkarzinom an der Stirn entfernt worden sei. Seither werde der Junge regelmäßig in der Hautklinik untersucht und es seien inzwischen zahlreiche (> 10) Karzinome im Gesicht und an den Händen operativ entfernt worden.

| **Wie erklären Sie die Symptome des Patienten?**
| **Welche Ursache für die Hautschädigungen vermuten Sie?**

Offensichtlich besteht bei dem Patienten eine extreme Überempfindlichkeit gegenüber Sonnenlicht, die an den belichteten Hautpartien zu akuten (→ Sonnenbrand) bzw. chronischen Hautschäden (→ Atrophie, Teleangiektasen, Pigmentverschiebungen, Karzinome), führt. Das frühe Auftreten der Symptome lässt an einen angeborenen, möglicherweise rezessiv vererbten (→ Blutsverwandtschaft der Eltern) Stoffwechseldefekt denken, der sich vor allem in der besonderen Empfindlichkeit der Hautzellen äußert. Die auffallende Neigung zum Sonnenbrand und die Häufung der pathologischen Hautveränderungen an den belichteten Körperpartien legen den Verdacht nahe, dass es sich bei den Hautschäden des Patienten um Strahlenschäden durch das Sonnenlicht handelt. Als ursächliche Noxe ist dabei in erster Linie an die energiereiche ultraviolette Strahlung zu denken, die empfindliche Komponenten der Hautzellen schädigen könnte.

| **Wie könnte dieser Verdacht erhärtet werden?**

Zur genauen Analyse der Ursachen der Krankheit wurden Zellkulturen von Fibroblasten des Patienten angelegt, deren Empfindlichkeit gegenüber UV-Strahlung untersucht werden konnte.

Dabei zeigte sich, dass die Zellen des Patienten schon durch eine sehr geringe UV-Strahlungsdosis, die die normalen Kontrollfibroblasten nicht beeinträchtigte, abgetötet wurden. Die Ergebnisse dieses Experiments sind in Abb. 18.1a wiedergegeben.

Aus den bestrahlten Zellen wurde die DNA isoliert und analysiert. Nach vollständiger Hydrolyse wurden sowohl in der DNA aus normalen Kontrollzellen als auch in der DNA aus den Patientenzellen ungewöhnliche Bestandteile gefunden, die als Dimere aus zwei Thyminmolekülen (= Thymindimere) identifiziert wurden.

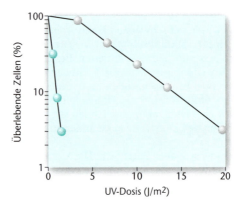

Abb. 18.1a: Empfindlichkeit von normalen Fibroblasten (○—○) und Fibroblasten des Patienten (●—●) gegenüber UV-Licht (254 nm). [3]

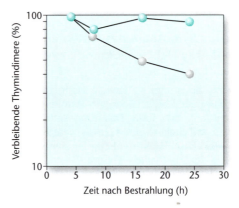

Abb. 18.1b: Verschwinden von Thymindimeren aus der DNA von UV bestrahlten normalen Fibroblasten (○—○) und Patientenfibroblasten (●—●). [3]

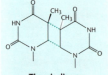

Thymindimer

Abb. 18.2: Thymindimer [16]

Was sind Thymindimere und welche Bedeutung haben sie?

Thymindimere entstehen zwischen benachbarten Thyminresten (TpT) in der DNA, die unter dem Einfluss energiereicher Strahlung kovalent miteinander verbunden werden. Sie sind der Ausdruck einer Strahlungsschädigung der DNA und führen zu einer Verzerrung in der Doppelhelixstruktur, durch die die Replikation und die Expression der DNA gestört werden können. Können derartige Strukturdefekte der DNA nicht beseitigt werden, treten bei der Replikation häufig Fehler (Mutationen) auf, die zur malignen Entartung und bösartigen Wucherung (Krebs) der betroffenen Zellen führen können.

In einem weiteren Experiment (☞ Abb. 18.1b) wurde herausgefunden, dass die Thymindimere im Verlauf von 24 Stunden nach der Bestrahlung mit UV-Licht wieder aus der DNA verschwanden, und zwar deutlich schneller aus der Kontroll-DNA als aus der DNA der Patientenzellen. Während aus den normalen Zellen nach 24 Stunden 60 % der Dimere entfernt waren, waren sie in der DNA der Patientenzellen noch zu > 95 % vorhanden.

Zusätzliche detaillierte Untersuchungen an der DNA der Zellkulturen zeigten, dass nach der UV-Bestrahlung in der DNA der Kontrollzellen zahlreiche Einzelstrangbrüche auftraten, während dies in der DNA der Patientenzellen nicht der Fall war.

Welche Schlüsse lassen sich aus den Zellkultur-Experimenten ziehen?

Während das erste Experiment lediglich die Vermutung bestätigt, dass die Zellen des Patienten extrem empfindlich gegenüber ultravioletter Strahlung sind, zeigt das zweite Experiment, dass die entstandenen Strahlungsschäden der DNA (Thymindimere) von den Patientenzellen im Gegensatz zu den normalen Zellen nicht beseitigt werden können. Offensichtlich verfügen normale Zellen über Mechanismen zur Reparatur von DNA-Schäden, die in den Patientenzellen nicht funktionsfähig sind. Man kann daher aus den beschriebenen Untersuchungsergebnissen schließen, dass bei dem Patienten ein DNA-Reparaturdefekt vorliegt.

Über welche Mechanismen zur Reparatur von DNA-Schäden verfügen menschliche Zellen?

In normalen Zellen existieren verschiedene Reparaturmechanismen für DNA-Schäden, von denen die so genannte **N**ukleotid**e**xzisions-**R**eparatur (NER) besonders effizient in der Beseitigung von durch Sonnenlicht induzierten Schäden ist. Dabei arbeiten wenigstens sieben hochspezifische (als XPA bis XPG bezeichnete) Proteine zusammen, die jeweils andere Einzelschritte im Reparaturprozess durchführen. Ein wichtiger Schritt ist dabei die Exzision des geschädigten DNA-Einzelstrangs im Bereich des Strukturdefektes durch eine hochspezifische Exzisions-Endonuklease (Excinuklease), die den geschädigten Einzelstrang im Bereich des Strahlenschadens herausschneidet. Dabei entsteht eine Einzelstranglücke, die anschließend durch die DNA-Polymerase wieder korrekt aufgefüllt werden kann (☞ Abb. 18.3)

Welcher Teilschritt der Nukleotidexzisions-Reparatur ist bei dem Patienten defekt?

Offensichtlich sind, wie das in Abb. 18.1b gezeigte Experiment belegt, die Zellen des Patienten nicht in der Lage, die durch die Bestrahlung induzierten Thymindimere aus der DNA zu entfernen. Dadurch sterben die von der Belichtung besonders betroffenen Hautzellen zum Teil ab, was zu den atrophischen Hautbereichen führt. In anderen Zellen lösen die bei der Replikation der geschädigten DNA gehäuft entstehenden Mutationen eine maligne Entartung und Krebswucherung aus. Aufgrund der charakteristischen klinischen Symptome wird diese durch einen Reparaturdefekt hervorgerufene Hauterkrankung als Xeroderma pigmentosum („pigmentierte Trockenhaut") bezeichnet.
Im geschilderten Fall erlaubt bereits die charakteristische Symptomatik (angeborene Überempfindlichkeit gegenüber Sonnenlicht und Hautschäden mit multiplen Karzinomen) den Verdacht auf diese Diagnose, der durch die Laboruntersuchungen und den Nachweis eines Defekts der Exzisionsreparatur bestätigt wird.

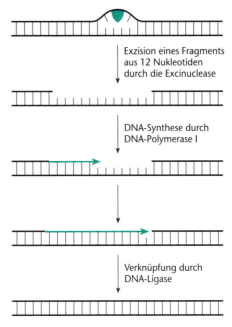

Abb. 18.3: Teilschritte der Nukleotidexzisions-Reparatur [16]

▷ **Diagnose**
Aufgrund des Befundes, dass in der Patienten-DNA nach der Bestrahlung keine Einzelstrangbrüche auftreten, kann angenommen werden, dass der von einer der beiden Excinukleasen (XPF oder XPG) katalysierte Teilschritt der Reparatur defekt ist. Das ist der häufigste Defekt bei Xeroderma pigmentosum, weshalb hier die Diagnose **Xeroderma pigmentosum** gestellt werden kann.

▷ **Therapie**
Da eine kausale Therapie durch Ersatz der fehlenden Reparaturfunktion nicht möglich ist, muss sich die Therapie auf symptomatische Maßnahmen beschränken. Selbstverständlich darf sich der Patient nur möglichst selten der direkten Sonnenbestrahlung aussetzen und er muss kontinuierlich auf das Auftreten von weiteren Karzinomen überwacht werden, die ggf. chirurgisch entfernt werden müssen.

Quintessenz
Das Krankheitsbild des Xeroderma pigmentosum, bei dem ein spezifischer Teilschritt der Nukleotidexzisions-Reparatur defekt ist, verdeutlicht, welche Bedeutung die Reparatur von DNA-Schäden für die normale Funktion von menschlichen Zellen besitzt. Besonders in den durch die UV-Strahlung des Sonnenlichts belasteten Zellen der belichteten Hautpartien wird die DNA durch Bildung von Thymindimeren geschädigt und muss ständig repariert werden. Grundsätzlich können alle mutationsauslösenden Schädigungen der DNA maligne Entartungen von Zellen und damit Krebserkrankungen auslösen: Mutagene sind immer Karzinogene. Da beim Xeroderma pigmentosum die Reparatur dieser Strukturdefekte nicht möglich ist, kommt es hier besonders häufig zur Krebsbildung.

Quelle

Setlow, R. B. et al.: „Evidence that Xeroderma pigmentosum cells do not perform the first step in the repair of ultraviolet damage to their DNA." Proceedings of the National Academy of Sciences USA 64 (1969), pp. 1035–1041.

Weiterführende Literatur

Bootsma et al.: „Nucleotide excision repair syndromes." Scriver/Beaudet/Sly/Valle (eds.): The Metabolic and Molecular Bases of inherited Disease, 8th edition. New York, McGraw Hill 2001, pp. 677–703.

Fall 19

▷ **Anamnese**

Der Patient, ein fünfzehnjähriger Junge, wird wegen eines akuten Anfalls von schweren Schmerzen im Oberbauch vom Notarzt in das Krankenhaus eingewiesen. Er hat eine lange Vorgeschichte von abdominalen Beschwerden bis hin zu so schweren Schmerzattacken, dass eine Behandlung mit Opiaten zur Schmerzlinderung nötig war. Diese Anfälle traten immer wieder in unregelmäßigen Abständen auf. Bei einer dieser Attacken wurde der Patient appendektomiert (= Entfernung des Wurmfortsatzes, „Blinddarmoperation"), aber auch dies führte zu keiner grundlegenden Besserung.

Der Patient hatte sich in letzter Zeit wohl gefühlt bis er jetzt wieder einen schweren Schmerzanfall hatte. Seine Mutter gab an, dass die Schmerzen in der Nacht vier Stunden nach einem üppigen Abendessen (Schweinebraten mit Pommes frites und Milch mit einem Nachtisch aus Eiskrem mit reichlich Schlagsahne) begonnen hätten. Kein anderes Familienmitglied sei nach dieser Mahlzeit krank geworden.

▷ **Aufnahmebefund**

Die Untersuchung des Patienten bei der Aufnahme in die Klinik um 8:00 wies auf einen akuten abdominalen Notfall hin. Die Blutprobe, die zu diesem Zeitpunkt genommen wurde, konnte vom Labor nicht untersucht werden, „weil sie mit Fett überladen war". Das Plasma war „milchig" und bei der Zentrifugation setzte sich oben eine dicke rahmige Schicht ab.

▷ **Laborbefunde**

Am nächsten Tag nach über 12-stündiger Nahrungskarenz wurde nochmals eine Blutprobe untersucht. Dabei gaben sich folgende Werte:
Serumtriglyceride: 9120 mg/dl
α-Amylase im Serum: 210 U/l [Norm: 30–80 U/l]
Mäßig erhöhte α-Amylase-Werte von 600 U/l wurden auch im Urin nachgewiesen [110–450 U/l].
Die Lipidelektrophorese des Plasmas zeigte das folgende Bild (Abb. 19.1):

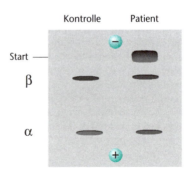

Abb. 19.1: Lipidelektrophorese des Plasmas [3]

| **Welche Ursache des akuten Schmerzanfalls vermuten Sie?**

Ein akuter Schmerzanfall im Oberbauch (→ akutes Abdomen) kann unterschiedliche Ursachen haben und von jedem der Oberbauchorgane ausgehen. Hier deutet der Nachweis des Pankreas-spezifischen Enzyms **α-Amylase** in Serum und

Urin auf die Schädigung von Pankreaszellen hin. Die Schmerzattacke ist daher wahrscheinlich auf eine akute Pankreatitis zurückzuführen, deren Ursache allerdings zunächst offen bleibt.

Wie sind die übrigen Laborbefunde zu bewerten?

Der Nachweis enormer Lipidmengen im Serum (→ Serumtriglyceride, Rahmschicht) und das Ergebnis der Lipidelektrophorese zeigen, dass bei dem Patienten offensichtlich eine massive Störung des Lipidstoffwechsels vorliegt. Angesichts der Anamnese und des jugendlichen Alters ist ein angeborener Lipidstoffwechseldefekt wahrscheinlich.

Welche Lipoproteine sind von der Stoffwechselstörung betroffen?

Wie die Lipidelektrophorese zeigt, wird die Erhöhung der Serumtriglyceride überwiegend durch eine exzessive Vermehrung der Chylomikronen verursacht, die zu der milchigen Trübung des Plasmas und der Rahmschicht führt. Diese Erhöhung der Chylomikronenkonzentration könnte entweder auf einer pathologisch erhöhten Bildung oder auf einem verringerten Verbrauch beruhen.

Welche Funktion haben Chylomikronen im Lipidstoffwechsel?

Bei den Chylomikronen handelt es sich um triglyceridreiche Transportlipoproteine, durch die aus der Nahrung stammendes Triglycerid und Cholesterin von den Enterozyten zu den peripheren Organen (Leber, Muskulatur, Fettgewebe) transportiert werden. Sie enthalten das Apolipoprotein B_{48} und große Mengen (> 90 %) von Triglyceriden sowie Cholesterinester, die in den Enterozyten der Dünndarmschleimhaut aus den verdauten Nahrungsfetten resynthetisiert werden. Normalerweise werden Chylomikronen innerhalb weniger Stunden durch die Lipoproteinlipase abgebaut. Dieses Enzym, das in hoher Konzentration an der Oberfläche der Endothelzellen in der Muskulatur und im Fettgewebe lokalisiert ist, spaltet aus den Triglyceriden der Chylomikronen freie Fettsäuren ab, die von den Geweben aufgenommen und zur Energiegewinnung genutzt werden können bzw. zu ihrem Speicher im Fettgewebe gelangen. Die übrig bleibenden Chylomikronenreste (Remnants) werden von der Leber aufgenommen und abgebaut. (☞ Abb. 19.2)

Welche Lipidstoffwechselstörung würden Sie bei diesem Patienten vermuten?

Offensichtlich ist bei dem Patienten der Stoffwechsel der Chykomikronen gestört. Auch nach einer derart fettreichen Mahlzeit müssten die Chylomikronen innerhalb von vier bis sechs Stunden wieder aus dem Blut verschwunden sein. Bei dem Patienten persistiert die Hyperchylomikronämie jedoch noch nach 12-stündiger Nahrungskarenz. Als naheliegendste Erklärung bietet sich eine Störung des normalen Chylomikronenabbaus an. Diese Unfähigkeit, Chylomikronen abzubauen, lässt daher auf einen Defekt der Lipoproteinlipase schließen.

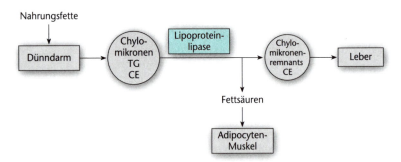

Abb. 19.2: Stoffwechsel der Chylomikronen und Chylomikronenremnants.
TG: Triglyceride, CE: Cholesterinester [20]

▷ **Diagnose**

Wie könnte diese Vermutung bestätigt werden?

Die direkte Bestimmung der Lipoproteinlipaseaktivität ist schwierig, da es sich um ein membrangebundenes Enzym handelt. Jedoch kann das Enzym durch das Glykosaminoglykan Heparin aus seiner Verankerung an den Endothelmembranen abgelöst werden, sodass die Lipoproteinlipaseaktivität nach intravenöser Injektion von Heparin im Serum bestimmt und ein Lipoproteinlipasemangel festgestellt werden kann. In der Regel kann jedoch die Diagnose **Typ I-Hyperlipoproteinämie (Hyperchylomikronämie) bei Lipoproteinlipase-Mangel** bereits aufgrund der extremen Erhöhung der Serumtriglyceride und des charakteristischen Lipidmusters in der Lipidelektrophorese gestellt werden.

Welche Beziehung besteht zwischen der klinischen Symptomatik und der Stoffwechselstörung?

Rezidivierende Pankreatitiden sind ein charakteristisches klinisches Leitsymptom der Hyperchylomikronämie. Bei einer Pankreatitis unklarer Ursache muss deshalb auch an einen Lipoproteinlipasedefekt gedacht werden. Es besteht eine Korrelation zwischen der Schwere der Pankreatitis und der Höhe des Triglyceridspiegels im Serum. Der genaue molekulare Pathomechanismus der Pankreasschädigung durch die Lipiderhöhung ist jedoch bisher noch nicht befriedigend geklärt.

▷ **Therapie**

Die Behandlung der Lipoproteinlipasedefizienz besteht in erster Linie in einer strikten und konsequenten Beschränkung der Nahrungsfette mit dem Ziel, die Serumtriglyceridspiegel dauerhaft unter 1000 bis 2000 mg/dl einzustellen, was in der Regel zur Beschwerdefreiheit führt.

Quintessenz

Lipide werden aufgrund ihrer hydrophoben Eigenschaften im Blut in Form von verschiedenen Lipoproteinen transportiert. Dabei transportieren die Chylomikronen die aus den Nahrungsfetten gewonnenen Triglyceride und Cholesterinester vom Dünndarm zu den verbrauchenden Geweben. Dort werden sie durch die an die Endothelmembran gebundene Lipoproteinlipase gespalten und schließlich internalisiert. Ein genetisch bedingter Defekt dieses Enzyms führt zu einer Typ I-Hyperlipoproteinämie mit einer exzessiven Erhöhung der Serumtriglyceride. Besonders nach einer fettreichen Mahlzeit kann die Hyperchylomikronämie zu einer akuten Pankreatitis führen. Im Gegensatz zu anderen Lipidstoffwechselstörungen besteht bei der Typ I-Hyperlipoproteinämie (Hyperchylomikronämie) bei Lipoproteinlipase-Mangel ein erheblich geringeres Arterioskleroserisiko.

Weiterführende Literatur

Brunzell, J. D./Deeb, S. S. (2001): „Familial Lipoprotein Lipase Deficiency." Scriver/Beaudet/Sly/Valle (eds.): The Metabolic and Molecular Bases of inherited Disease, 8th edition. New York, McGraw Hill 2001, pp. 2789–2815.

Montgomery/Dryer/Conway/Spector: Biochemistry. A case-oriented approach, 4th edition. Mosby, St. Louis 1983.

Fall 20

▷ **Anamnese**

Bei dem Patienten, einem 52-jährigen Mann, besteht seit fünf Jahren ein labiler Hochdruck mit diastolischen Werten bis 130 mm Hg. Seit einigen Monaten verspürt er ein belastungsabhängiges Druckgefühl links neben dem Sternum, das er besonders beim Bergwandern bemerkte. Er klagt über nächtliche retrosternale Beklemmungen, die ca. zwei Stunden anhielten. Im Belastungs-EKG bei 75 Watt werden ST-Streckensenkungen von > 2 mm in mehreren Ableitungen registriert, die auf eine Minderdurchblutung (Ischämie) des Herzmuskels hinweisen. Seit längerem ist eine Hypercholesterinämie bekannt.

Vor einem halben Jahr wurde bei dem Patienten bei einer Herzkatheteruntersuchung eine Dreigefäßerkrankung mit jeweils 80%igen Stenosen des R. interventricularis und der rechten Kranzarterie sowie ein Totalverschluss der A. circumflexa (☞ Abb. 20.1) festgestellt.

Die Ultraschall-Funktionsprüfung ergab einen Zustand nach rudimentärem Inferolateralinfarkt ohne Beeinträchtigung der linksventrikulären Funktion.

Die empfohlene Bypass-Operation, durch die die verengten Gefäßstellen durch eine Gefäßplastik umgangen werden, wurde vor ca. drei Monaten durchgeführt. Seither ist der Patient auch bei Belastung beschwerdefrei.

▷ **Familienanamnese**

Aus der Familienanamnese sind der ungeklärte, plötzliche Tod des Vaters mit 55 Jahren sowie der akute Herztod eines Bruders mit 48 Jahren bemerkenswert. Von beiden sind keine Cholesterinwerte bekannt.

▷ **Aufnahmebefund**

Der Patient stellt sich jetzt in der Lipidambulanz vor. Es besteht ein mäßiges Übergewicht (BMI 29,8) und ein Blutdruck von 150/100 mm Hg. Es finden sich keine Xanthome und kein Arcus lipoides.

Gesamtcholesterin: 365 mg/dl [empfohlener Wert < 120–200 mg/dl]
Triglyceride: 132 mg/dl [empfohlener Wert < 200 mg/dl]
HDL-Cholesterin: 48 mg/dl [empfohlener Wert > 40 mg/dl].

Knotige oder flächige gelbe Lipideinlagerungen in der Haut (= Xanthome) und eine ringförmige weißlich-gelbe Trübung am Rand der Hornhaut (= Arcus lipoides) sind charakteristische Symptome bei familiären Störungen des Lipidstoffwechsels (Hyperlipoproteinämien).

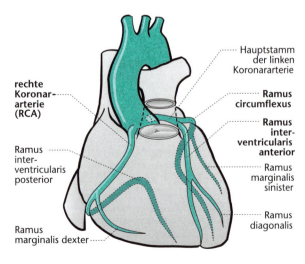

Abb. 20.1: Schemazeichnung der drei Hauptkoronararterien samt ihren wichtigen Nebenästen [11]

In der Lipidelektrophorese zeigt sich eine starke Anfärbung der β-Bande.
Eine sekundäre, d. h. durch andere Grundkrankheiten verursachte Hypercholesterinämie wurde ausgeschlossen.

Wie bewerten Sie diese Befunde?

Die charakteristischen **belastungsabhängigen linksseitigen Brustschmerzen** und nächtlichen **retrosternalen Beklemmungen** (→ nächtlicher Blutdruckabfall!) sowie die ST-Streckensenkung im EKG lassen sofort an eine Hypoxie des Herzmuskels infolge einer Verengung der Herzkranzarterien (= koronare Herzkrankheit [KHK]) denken. Diese Vermutung wird durch die Herzkatheteruntersuchung bestätigt, bei der Verengungen der drei wichtigsten Herzkranzgefäße (= Dreigefäßerkrankung) nachgewiesen wurden.

Welche Risikofaktoren für KHK bestehen bei dem Patienten?

Das Risiko an KHK zu erkranken, wird durch zahlreiche Risikofaktoren erhöht, von denen bei dem Patienten mehrere wie **Hypertonie** (= dauernd erhöhte Blutdruckwerte von ≥ 140/≥ 90 mmHg), **Übergewicht** und **familiäre Belastung** vorhanden sind. Besonders hoch ist das Risiko bei einer **Hypercholesterinämie** wie sie in diesem Falle auch vorliegt.

Auf welche Plasmakomponenten ist die Hypercholesterinämie des Patienten zurückzuführen?

Die starke Anfärbung der β-Bande in der Lipidelektrophorese zeigt, dass überwiegend die cholesterinreichen Lipoproteine niederer Dichte (= „low density lipoproteins" oder **LDL**), vermehrt sind, während die anderen Lipoproteinfraktionen im Normbereich liegen. Dieses Verteilungsmuster der Lipoproteine mit vorwiegender Erhöhung des Cholesterinspiegels und einem hohen Arterioskleroserisiko wird als Hyperlipoproteinämie Typ II a bezeichnet.

Tab. 20.1: Hyperlipoproteinämien (Einteilung nach Fredrickson).			
Typ	Erhöht	Arterioskleroserisiko	Häufigkeit
I	Chylomikronen	Gering	Selten
IIa (familiäre Hypercholesterinämie)	LDL	Sehr hoch	10%
IIb (kombinierte Hyperlipämie)	LDL, VLDL	Sehr hoch	????
III	VLDL, β-Lipoproteine	Hoch	Selten
IV	VLDL	Hoch	60%
V	VLDL, Chylomikronen	Gering	5–20%
Aus: Kreutzig, Kurzlehrbuch Biochemie, 11. Auflage, München, Urban & Fischer Verlag 2002.			

▷ **Diagnose**

Wodurch könnte die einseitige (isolierte?) Erhöhung der LDL im Plasma verursacht sein?

Die Plasmakonzentrationen der Lipoproteine resultieren aus dem Gleichgewicht von Biosynthese und Abbau. Eine isolierte Erhöhung der LDL könnte also sowohl durch eine Überproduktion als auch durch einen verringerten Verbrauch verursacht sein. LDL entstehen im Plasma durch den Abbau der von der Leber sezernierten, cholesterin- und triglyceridreichen „**v**ery **l**ow **d**ensity lipoproteins" **(VLDL)** durch die Lipoproteinlipase.

Eine Überproduktion von VLDL infolge einer übermäßigen Fett- und Kohlenhydratzufuhr mit der Nahrung könnte demzufolge eine Ursache einer Hypercholesterinämie sein. Schwerwiegender sind jedoch Störungen des Verbrauchs der LDL, die normalerweise von den extrahepatischen Geweben durch eine rezeptorvermittelte Endozytose aufgenommen und intrazellulär abgebaut werden. Dabei spielt der in der Plasmamembran der Zielzellen lokalisierte **LDL-Rezeptor** eine entscheidende Rolle. Er bindet die LDL-Partikel spezifisch und vermittelt ihre Aufnahme in die Zellen. Jede Störung dieses komplexen Endozytoseprozesses kann zu einer Verminderung des LDL-Abbaus mit einer daraus resultierenden Hypercholesterinämie führen. Tatsächlich sind verschiedene genetische Defekte des LDL-Rezeptors bekannt, die die Aufnahme von LDL in den Zielzellen unmöglich machen und zu einer familiären Häufung von arteriosklerotisch bedingten Erkrankungen führen. Diese Rezeptordefekte werden autosomal dominant vererbt und führen im homozygoten Zustand (Häufigkeit ca. 1:1 000 000) von Geburt an zu einer massiven Erhöhung des Plasmaspiegels von Cholesterin auf Werte, die mehr als das 5fache der Norm betragen können. Bei heterozygoten Merkmalsträgern (Häufigkeit 1:500!) beträgt die Cholesterinkonzentration in der Regel etwa das Doppelte des Normalwertes. Ein derartiger Defekt wird im vorliegenden Fall durch den klinischen Befund und die Familienanamnese nahe gelegt. Sie können hier also die Diagnose **Koronare Herzkrankheit bei familiärer Hyperlipoproteinämie Typ II a** stellen.

Welche pathologischen Folgen sind bei einer Hypercholesterinämie zu erwarten?

Die chronische Erhöhung der Cholesterin- bzw. LDL-Konzentration kann zur Ablagerung von überschüssigem Cholesterin im Gewebe führen. Dabei können sich als charakteristische Symptome flächige oder knotige Ablagerungen **(Xanthome)** in der Haut oder an Sehnen und Sehnenscheiden und/oder ein **Arcus lipoides** der Cornea bilden.

Besonders gravierend sind herdförmige Cholesterinablagerungen, die sich als **arteriosklerotische Plaques** in der Intimaschicht der Wände der großen und mittleren Arterien bilden können (☞ Abb. 20.2).

Diese Gefäßveränderungen, die sich bevorzugt in den koronaren und zerebralen Arterien ausbilden, entstehen zunächst durch die Phagozytose von gealterten LDL-Partikeln durch in der Gefäßwand vorkommende spezifische Makrophagen (scavenger cells).

Die Makrophagen, die die veränderten LDL-Partikel mithilfe eines als „Scavenger Rezeptor" bezeichneten spezifischen Membranrezeptors phagozytieren, speichern das aus den LDL stammende Cholesterin als Cholesterinester in zytoplasmatischen Vesikeln und wandeln sich dadurch in so genannte Schaumzellen um.

Im Plasma zirkulierende LDL-Partikel werden im Laufe der Zeit vor allem durch spontane Oxidationsreaktionen chemisch modifiziert. Diese Modifikationen („Alterung") lösen ihre Phagozytose durch die Makrophagen aus.

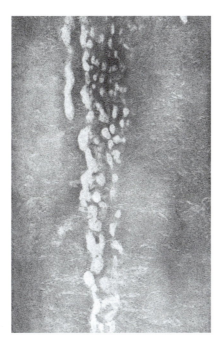

Abb. 20.2: Arteriosklerotische Plaque durch Lipidablagerungen in der Intima einer Arterie [10]

Im weiteren Verlauf führen die Lipidansammlungen zu sekundären Schädigungen der Gefäßwand, durch die das Lumen eingeengt oder vollständig verschlossen werden kann. Bei einer Einengung der Herzkranzgefäße kommt es zur Unterversorgung des Herzmuskels (Ischämie), die sich zuerst als Angina pectoris bei Belastung äußert, ein vollständiger Verschluss führt zur Nekrose (Infarkt) des versorgten Herzmuskelbereichs. Ebenso kann ein Verschluss eines Hirngefäßes zum Hirninfarkt (Schlaganfall) führen.
Arteriosklerotische Gefäßläsionen werden zwar in erster Linie durch eine Hypercholesterinämie* ausgelöst, aber noch durch eine Anzahl zusätzlicher Risikofaktoren intensiviert. Zu diesen gehört in erster Linie das **Rauchen**, durch das anscheinend die Alterung der LDL (und dadurch ihre Phagozytose) beschleunigt wird. Auch eine übermäßige **Cholesterinzufuhr** mit der Nahrung und **Übergewicht** werden ebenso wie ein **erhöhter Blutdruck**, der möglicherweise durch die gesteigerte Druckbelastung der Gefäßwände die Lipidablagerungen an besonderen Prädilektionsstellen fördert, als Risikofaktoren angesehen.

▷ **Therapie**
Wegen der dominierenden Bedeutung der Plasmacholesterinkonzentration für die Auslösung arteriosklerotischer Gefäßläsionen sollte die Therapie neben dem Ausschluss von Risikofaktoren (Hypertoniebehandlung, Gewichtsreduktion, Nichtrauchen) vorrangig auf die Senkung des Cholesterinspiegels ausgerichtet sein. Da das LDL-Cholesterin sowohl exogener (Nahrung) als auch endogener

---

* Außer einem Mangel an LDL-Rezeptoren können auch andere Grundkrankheiten eine Erhöhung des Cholesterinspiegels verursachen (= sekundäre Hypercholesterinämien infolge von z. B. Typ-II-Diabetes mellitus, Hypothyreose oder Lebererkrankungen).

(Cholesterinbiosynthese) Herkunft sein kann, muss versucht werden, beide Quellen einzuschränken. Dies kann durch die Verringerung der Cholesterinzufuhr mit der Nahrung (Diät) und durch eine medikamentöse Hemmung der endogenen Cholesterinsynthese durch geeignete Medikamente erreicht werden. Als Angriffspunkt der medikamentösen Behandlung dient das Schlüsselenzym der Cholesterinbiosynthese, die HMG-CoA-Reduktase, das durch sog. Reduktasehemmer (Statine) effektiv blockiert werden kann. Bei einer erfolgreichen Senkung des Plasmacholesterinspiegels kann es zur Rückbildung (Regression) der Lipidablagerungen kommen.

▷ **Verlauf**
Durch die Bypassoperation, durch die die Stenosen der Koronararterien umgangen wurden, war der Patient weitgehend beschwerdefrei. Die weitere Therapie sollte in der konsequenten Senkung des Cholesterinspiegels bestehen.

| Welche weiteren Untersuchungen sollten noch durchgeführt werden?

Da es sich um eine familiäre Erkrankung mit schwerwiegenden Konsequenzen handelt, wäre es angebracht, auch die Verwandten ersten Grades (Kinder, Geschwister) des Patienten auf das Vorliegen einer Hypercholesterinämie zu untersuchen.

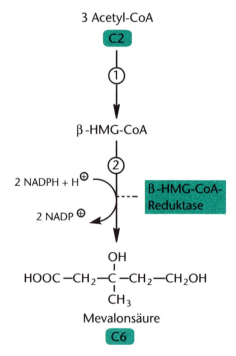

Abb. 20.3: Erste Schritte der Cholesterinbiosynthese mit dem Schlüsselenzym β-HMGCoA-Reduktase [2]

Quintessenz

LDL sind die wichtigsten Lipoproteinkomplexe für den Transport von Cholesterin im Blut. Ihre pathologische Vermehrung (Hypercholesterinämie) kann durch Ablagerung von Cholesterinestern zu arteriosklerotischen Gefäßschäden an den Koronararterien mit der Folge einer koronaren Herzkrankheit führen. Eine Ursache einer schweren, familiär gehäuften Hypercholesterinämie ist eine Störung des LDL-Rezeptors, der in extrahepatischen Geweben die endozytotische Aufnahme von LDL-Cholesterin vermittelt.

Quelle
Prof. Dr. Dieter Lang, Originalfall Uniklinik Mannheim.

Weiterführende Literatur
Goldstein, J. L. et al.: „Familial Hypercholesterinemia." Scriver/Beaudet/Sly/Valle (eds.): The Metabolic and Molecular Bases of inherited Disease, 8th edition. New York, McGraw Hill 2001, pp. 2863–2919.

Havel, R. J./Kane, J. P.: „Structure and Medabolism of Plasma Lipoproteins." ibid, p. 2705–2787.

Fall 21

▷ Anamnese

Ein 16-jähriger farbiger amerikanischer Junge wurde wegen eines hochgradigen Erschöpfungszustandes und rezidivierender Schmerzattacken in ein Krankenhaus eingewiesen. Bei der Anamnese klagte er über chronische Müdigkeit, starke Atemnot und Herzrasen schon bei kleinen Anstrengungen sowie über immer wieder auftretende schwere Schmerzanfälle in Armen und Beinen seit seiner Kindheit. Bei der klinischen Untersuchung wurden eine Ruhetachykardie von 150/min, ein systolisches Herzgeräusch und eine Gelbverfärbung der Skleren festgestellt.

▷ Laborbefunde

Die Laboruntersuchungen ergaben folgende Werte:

	Patient	Normwert
Hämoglobin	2,7 g/dl	14–16 g/dl
Hämatokrit	9,7 %	40–54 %
Erythrozyten	$1,64 \times 10^6/\mu l$	$4-6 \times 10^6/\mu l$
Retikulozyten	15 %	0,5–1,5 %
Erythrozyten-Überlebenszeit	6 Tage	ca. 120 Tage
Gesamt-Serumbilirubin	2,7 mg/dl	< 1,1 mg/dl
direktes	0,2 mg/dl	< 0,3 mg/dl
indirektes	2,5 mg/dl	< 0,8 mg/dl

Im Blutausstrich wurden zahlreiche dünne, bizarr geformte, sichel- bzw. halbmondartige Erythrozyten beobachtet. Durch eine radioaktive Markierung mit ^{51}Cr wurde die mittlere Überlebenszeit der Erythrozyten des Patienten mit sechs Tagen bestimmt.

Welche erste Diagnose kann aufgrund der Befunde gestellt werden?

Ruhetachykardie, Atemnot und Herzrasen bei kleinen Anstrengungen sind charakteristische Symptome eines **Sauerstoffmangels**, der sich schon bei geringer Belastung noch erheblich verstärkt.
Mehrere mögliche Ursachen eines O_2-Mangels sind zu berücksichtigen, z. B. eine verminderte Sauerstoffaufnahme in der Lunge (Lungenfunktionsstörungen), ein unzureichender O_2-Transport in die Sauerstoff verbrauchenden peripheren Gewebe (Herz/Kreislauferkrankungen) oder eine unzureichende O_2-Transportkapazität des Blutes (Anämie).
Jedes Absinken der Hb-Konzentration und/oder der Erythrozytenzahl im Blut unter die Norm ist Zeichen einer Anämie. Bei einem Hb-Gehalt von 2,7 g/dl besteht bei dem Patienten eindeutig eine **schwerstgradige Anämie**, die auch durch die geringe **Erythrozytenzahl** und den erniedrigten **Hämatokrit** belegt wird.
Bei schweren Anämien treten – wie bei diesem Patienten – häufig **systolische Herzgeräusche** auf. Ursache dafür ist möglicherweise die veränderte Blutviskosität.

Welche Form der Anämie liegt bei Ihrem Patienten vor?

Aufgrund ihrer Ursachen lassen sich verschiedene Formen von Anämien unterscheiden:
- Blutungsanämien, die durch akuten oder chronischen Blutverlust verursacht werden,

- Anämien durch Störungen der Erythropoese, wobei hier noch Anämien durch Störungen der Hämoglobinsynthese (hypochrome Anämien) und Anämien durch Störungen der Zellbildung (hyperchrome Anämien) unterschieden werden können, oder
- Anämien durch gesteigerten Abbau der Erythrozyten (hämolytische Anämien), die durch eine verkürzte Lebenszeit der Erythrozyten charakterisiert sind.

Für einen Blutverlust oder eine Störung der Erythropoese liegen bei dem Patienten keine Anhaltspunkte vor. Die erheblich verkürzte Überlebenszeit der Erythrozyten und das erhöhte indirekte Bilirubin zeigen jedoch, dass eine massive Hämolyse vorliegt. Hier lässt sich deshalb die vorläufige Diagnose einer hämolytischen Anämie stellen.

Welche Ursache der gesteigerten Hämolyse vermuten Sie?

Auffallend am Blutbild ist die ungewöhnliche bizarre Verformung vieler Erythrozyten, die z. T. mit zwei Spitzen sichelartig in die Länge gezogen sind, z. T. mehrere stachelförmige Fortsätze aufweisen. Es ist zu erwarten, dass diese deformierten Erythrozyten vom Retikuloendothelialen System in der Milz als krankhaft erkannt und abgebaut werden. Deshalb kann vermutet werden, dass die Deformation der Erythrozyten für die gesteigerte Hämolyse verantwortlich ist.

Wie könnte die abnorme Form der Erythrozyten zustande kommen?

Die Ursache für die Verformung der Erythrozyten wurde bei der elektronenmikroskopischen Untersuchung der abnormen Erythrozyten deutlich. Dabei zeigte sich, dass in ihnen lange Faserbündel aus aggregierten Proteinen vorhanden sind, die den Zellen die abnorme Form aufzwingen.

Um das in den Fasern enthaltene Protein zu charakterisieren, wurden Erythrozytenlysate des Patienten und seiner Eltern elektrophoretisch untersucht. Dabei ergab sich das folgende Bild:

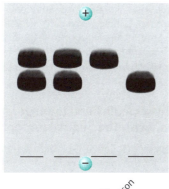

Abb. 21.1: Stärkegelelektrophorese (pH 8,6) des Hämoglobins aus Erythrozytenlysaten des Patienten und seiner Eltern [3]

▷ **Diagnose**

| **Welche Schlussfolgerung lässt sich aus dem Ergebnis dieser Elektrophorese ableiten?**

Wie das Elektropherogramm zeigt, enthalten die Erythrozyten des Patienten ein abnormes Hämoglobin, das bei einem pH von 8,6 deutlich langsamer zur Anode wandert als das normale HbA. Dieses Patienten-Hämoglobin, das als **HbS** (für Sichelzellhämoglobin) bezeichnet wird, findet sich in etwa gleicher Menge wie HbA ebenfalls in den Erythrozyten der Eltern. Die Eltern sind offensichtlich beide heterozygote Merkmalsträger für die zugrunde liegende Mutation, die beim Patienten im homozygoten Zustand vorliegen muss. Es handelt sich demnach bei der vorliegenden hämolytischen Anämie um eine rezessiv vererbte genetisch bedingte Krankheit, die **Sichelzellanämie**.

| **Worauf könnten die abweichenden Eigenschaften des Sichelzellhämoglobins zurückzuführen sein?**

Eine quantitative Analyse ergab, dass das Patienten-Hämoglobin pro Molekül zwei bis vier positive Ladungen mehr aufweisen musste als normales Hämoglobin. Außerdem zeigte sich, dass desoxygeniertes Patientenhämoglobin sehr viel schlechter löslich war als normales Hämoglobin und spontan zu langen Fasern aggregierte.

| **Durch welche weiteren Untersuchungen könnte die Ursache der abnormen Proteineigenschaften bestimmt werden?**

Die Eigenschaften von Proteinen beruhen auf ihrer dreidimensionalen Konformation, die ihrerseits durch die Primärstruktur bestimmt wird. Unterschiede im Verhalten von Proteinen sollten sich demnach auf unterschiedliche Primärstrukturen zurückführen lassen.
Für einen genaueren Vergleich wurden deshalb Patienten-Hämoglobin und normales Kontrollhämoglobin isoliert und mit Trypsin verdaut. Die entstehenden tryptischen Peptide waren identisch bis auf zwei aus der β-Globinkette stammende Oktapeptide, die mithilfe eines Edman-Abbaus (☞ Glossar) sequenziert wurden.
Dabei wurden folgende Aminosäuresequenzen gefunden:
normales Peptid: NH_2-Val-His-Leu-Thr-Pro-**Glu**-Glu-Lys-COOH
Patienten-Peptid: NH_2-Val-His-Leu-Thr-Pro-**Val**-Glu-Lys-COOH

| **Lassen sich die unterschiedlichen Eigenschaften von HbS und HbA durch den beobachteten Sequenzunterschied erklären?**

Der Austausch eines negativ geladenen Glutaminsäurerestes gegen einen ungeladenen Valinrest in der β-Globinkette erklärt, dass im Sichelzell-Hämoglobin pro Molekül ($\alpha_2\beta^S_2$) zwei negative Ladungen weniger vorhanden sind als im normalen HbA, sodass HbS in der Elektrophorese langsamer zur Anode wandert.
Außerdem kann der hydrophobe Valinrest, der an der Oberfläche des HbS-Moleküls lokalisiert ist, mit anderen hydrophoben Bereichen an der Oberfläche weiterer HbS-Moleküle hydrophobe Wechselwirkungen eingehen, so dass die HbS-Moleküle zu den faserförmigen langen HbS-Aggregaten polymerisieren, die die Deformation der Erythrozyten verursachen. Dieser Effekt tritt verstärkt auf,

wenn HbS deoxygeniert ist, sodass es in kleineren peripheren Gefäßen zu einer verstärkten Sichelzellbildung kommen kann, wobei die Sichelzellen wegen ihrer geringen Verformbarkeit kleinere Gefäße verstopfen können. Derartige Gefäßverschlüsse führen zur (sehr schmerzhaften) Hypoxie in der nachgeschalteten Strombahn. Sie sind für die rezidivierenden Schmerzkrisen verantwortlich, die häufig in den Extremitäten auftreten, aber auch andere Organe wie Milz und ZNS betreffen können.

Die Sichelzellanämie wird autosomal rezessiv vererbt. Heterozygote Träger des Sichelzellgens besitzen eine erhöhte Resistenz gegenüber einer aggressiven Form der Malaria. Aus diesem Grunde ist das Sichelzellgen in der Bevölkerung der zentralafrikanischen Malariaendemiegebiete (und bei den von ihr abstammenden nordamerikanischen Schwarzen) weit verbreitet (Häufigkeit bis 40%). In Deutschland wird die Sichelzellanämie aufgrund von Zuwanderungen in den letzten Jahren häufiger beobachtet (1998 ca. 350 Fälle, bei denen es sich ausschließlich um Zuwanderer aus Afrika und dem Nahen Osten handelte).

▷ **Therapie**

> Welche therapeutischen Maßnahmen würden Sie in Erwägung ziehen?

Neben einer symptomatischen Behandlung der Anämie durch Bluttransfusionen und der Schmerzkrisen mit Analgetika kann die Sichelzellanämie nur durch eine Knochenmarktransplantation auf Dauer erfolgreich behandelt werden. Darüber hinaus gibt es bereits verschiedene Versuche für eine Gentherapie, die die Übertragung eines intakten β-Globingens in die Knochenmarkstammzellen der Patienten zum Ziel hat. Außerdem wird das Zytostatikum Hydroxyharnstoff zur Therapie eingesetzt. Unter dieser Behandlung kommt es zu einer Steigerung der Expression der γ-Globinkette und damit zu einer Zunahme von HbF ($\alpha_2\gamma_2$), das in den Erythrozyten HbS teilweise ersetzen und so die Tendenz zur Sichelzellbildung reduzieren kann.

Quintessenz

Die Sichelzellanämie stellt ein eindrucksvolles Beispiel einer „molekularen Krankheit" dar, bei der sich die hauptsächlichen klinischen Symptome (schwere hämolytische Anämie, rezidivierende Schmerzkrisen durch Gefäßverschlüsse) auf eine gemeinsame molekulare Ursache zurückführen lassen. Der Austausch einer einzelnen der 146 Aminosäuren des β-Globins ($Glu_6 \rightarrow Val$) führt zur Bildung des pathologischen Hämoglobinmoleküls HbS, das aufgrund seiner neu hinzugewonnenen Hydrophobizität zu langen Fasern polymerisiert, die die Erythrozyten zu Sichelzellen deformieren. Diese abnormen Erythrozyten werden in der Milz frühzeitig abgebaut und können durch den Verschluss kleinerer Gefäße die hypoxischen Schmerzkrisen hervorrufen.

Weiterführende Literatur

Dickerhoff, R. et al. (1998): „Sichelzellerkrankungen in Deutschland". Deutsches Ärzteblatt 26 (1998), C-1228–1232.

Montgomery/Dryer/Conway/Spector: Biochemistry. A case-oriented approach, 4th edition. Mosby, St. Louis 1983.

Weatherall, D. J. et al.(2001): „The Hemoglobinopathies." Scriver/Beaudet/Sly/Valle. (eds.): The Metabolic and Molecular Bases of inherited Disease, 8th edition. New York, McGrawHill, pp. 4571–4636.

Fall 22

▷ **Aufnahmebefund Fall 22a**

Der Patient, ein 18-jähriger Junge, wurde in einem Anfall von schwerster Atemnot vom Notarzt in das Krankenhaus eingewiesen. Bei der Aufnahme bestand eine hochgradige Orthopnoe mit ausgeprägter Lippenzyanose und Tachykardie. An den Händen fanden sich Trommelschlägelfinger mit Uhrglasnägeln.

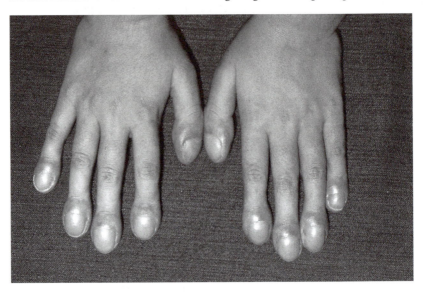

Abb. 22.1: Trommelschlägelfinger [6]

Die Leber war 3 cm unter dem Rippenbogen tastbar. Über der gesamten Lunge waren bronchitische Rasselgeräusche als Zeichen einer massiven Sekretansammlung hörbar. Die Röntgenaufnahme der Lunge zeigte neben älteren Verdichtungen und Vernarbungen frische bronchopneumonische Entzündungsherde über allen Bereichen sowie emphysematische (überblähte) Bezirke. Die Laboruntersuchungen ergaben eine BSG von 83/123, eine Leukozytose von 11 900/µl [Norm: 4300–10 000/µl], eine Erhöhung des C-reaktiven Proteins im Serum auf 17,8 mg/dl [Norm: < 0,5 mg/dl], sowie eine kompensierte respiratorische Azidose in der Blutgasanalyse.

▷ **Anamnese**

In der Familie sind keine ähnlichen Krankheiten bekannt, der Patient ist das Kind gesunder Eltern. Schon seit frühester Kindheit litt der Patient an rezidivierenden schweren Bronchitiden, als deren Erreger bei der mikrobiologischen Diagnostik neben anderen Keimen das besonders therapieresistente Bakterium Pseudomonas aeruginosa nachgewiesen wurde.

Außerdem wurde der Junge wegen immer wieder auftretenden hartnäckigen Verdauungsbeschwerden, die sich in massigen, übel riechenden Stühlen mit hohem Fettgehalt äußerten (Steatorrhö), schon seit Jahren mit Pankreasenzympräparaten behandelt.

Als er drei Jahre alt war, musste ein Rektumprolaps (= Ausstülpung des Enddarms) operiert werden.

Bei einer späteren stationären Behandlung wegen einer eitrigen Bronchitis war eine deutliche Erhöhung der Chlorid-Konzentration im Schweiß auf 122 mval/l [Norm: < 30 mval/l] gefunden worden.

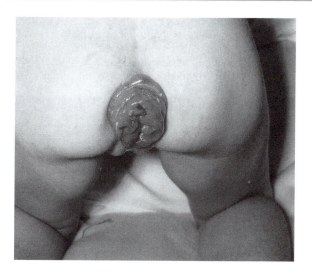

Abb. 22.2: Rektumprolaps [6]

Wie bewerten Sie diese Befunde?

Bei diesem Patienten handelt es sich um einen **akuten Notfall**. Die akute, nur in aufrechter Haltung unter Einsatz der Atemhilfsmuskulatur erträgliche, schwere Atemnot (→ Orthopnoe) erfordert sofortige therapeutische Maßnahmen. Außerdem weist die für einen chronischen Sauerstoffmangel charakteristische Auftreibung der Fingerendglieder (→ Trommelschlägelfinger, Uhrglasnägel) auf das Vorliegen einer chronischen Lungenfunktionsstörung hin. Auch die Anamnese, die wegen des frühen Auftretens der Symptome einen angeborenen Defekt vermuten lässt, und die im Röntgenbild sichtbaren Vernarbungen und emphysematischen Bezirke in der Lunge bestätigen die Diagnose einer chronischen Lungeninsuffizienz. Anscheinend hat die mit der Einengung der Lungenstrombahn verbundene pulmonale Hypertension bereits zu einer beginnenden Rechtsherzinsuffizienz mit Stauungssymptomen (→ Lebervergrößerung) geführt (☞ Abb. 22.3).

Offenbar hat sich diese chronische Lungenerkrankung durch einen akuten entzündlichen Prozess massiv verschlimmert. Die akute Lungenentzündung, die wahrscheinlich wieder bakteriell bedingt ist, wird durch die Auskultation (→ Rasselgeräusche), das Röntgenbild (→ bronchopneumonische Infiltrate) und die allgemeinen Entzündungsparameter (→ beschleunigte BSG, Leukozytose, Erhöhung des C-reaktiven Proteins im Serum) belegt. Zusätzlich weisen die bei dem Patienten bestehenden schweren Verdauungsstörungen (Fettstühle) auf einen Defekt des exokrinen Pankreas mit einem Lipasemangel hin. Die vorläufige Diagnose lautet **Akute Lungenentzündung bei chronischer Lungenfunktionsstörung**.

▷ Aufnahmebefund Fall 22b

Dieser Patient, ein 13-jähriger Junge, war zwei Tage vor Aufnahme ins Krankenhaus an hohem Fieber und Husten erkrankt. Am Morgen des Aufnahmetages hatte er über heftiges Schwindelgefühl geklagt und wenig später ca. 200 ml teils frisches, teils koaguliertes Blut erbrochen. Der von der Mutter gerufene Notarzt brachte das Kind mit dem Rettungswagen in die Klinik. Bei Aufnahme fiel auf, dass der Junge sich in einem deutlich reduzierten Ernährungszustand befand. Sein

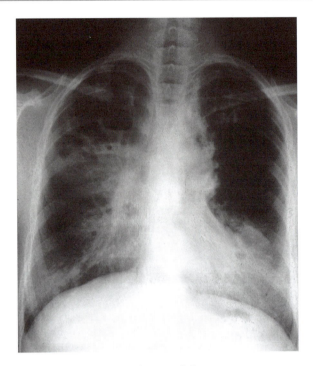

Abb. 22.3: Röntgenthorax mit Vernarbungen [6]

Bauch war auffallend vorgewölbt, auf der gespannten, druckempfindlichen Bauchwand war eine Venenzeichnung. Die Leber, die normalerweise den Rippenbogen nicht überragt, war sieben cm unter dem Rippenbogen tastbar und auch die (normalerweise nicht tastbare) Milz war deutlich tastbar vergrößert. Es bestand ein deutlicher Aszites. Der klinische Befund von Herz und Lungen war unauffällig, jedoch fanden sich beidseitig Trommelschlegelfinger mit Uhrglasnägeln.

Die Laboruntersuchung ergab eine mäßige Anämie mit einem Hb von 11/dl [Norm 12–16 g/dl] und einem Hämatokrit von 34,4 % [Norm 45–55 %]. Die übrigen Laborbefunde waren nicht auffallend pathologisch bis auf eine Chlorid-Konzentration im Schweiß von 75 mval/l.

Zur Abklärung des Bluterbrechens wurde eine Ösophagoskopie durchgeführt, bei der sich zahlreiche, prall vorgewölbte Ösophagusvarizen fanden, aus denen frisches Blut austrat.

▷ **Anamnese**

Die Anamnese des Patienten ist aufschlussreich: Er war als Kind gesunder Eltern normal entwickelt zur Welt gekommen und seine Entwicklung in den ersten Lebensmonaten war unauffällig. Während der ersten vier Lebensjahre musste er jedoch immer wieder wegen rezidivierender schwerer Lungenentzündungen durch verschiedene bakterielle Erreger und wegen schwerer Verdauungsstörungen stationär behandelt werden. Als er zehn Jahre alt war, trat ein Diabetes mellitus auf, der eine Behandlung mit Insulin notwendig machte.

Wie bewerten Sie Krankheitsbild und Anamnese?

Auch bei diesem Patienten besteht eine angeborene Neigung zu Lungeninfektionen (Anamnese) mit chronischer Hypoxie (→ Trommelschlägelfinger, Uhrglasnägel). Im Vordergrund steht jedoch die akute gastrointestinale Blutung aus den Ösophagusvarizen, die zu Bluterbrechen mit einer sekundären Blutungsanämie (→ Hb, Hämatokrit) führte. Ursache von Oesophagusvarizen ist in der Regel ein Pfortaderhochdruck, der durch eine Leberzirrhose verursacht sein kann. Dafür spricht hier die Vergrößerung und Verhärtung der Leber. Auch der Milztumor, die Flüssigkeitsansammlung in der Bauchhöhle (= Aszites) und die Venenzeichnung der Bauchwand (→ Umgehungskreislauf) sind Zeichen einer portalen Hypertension.

Der Befund eines Diabetes mellitus und die chronischen Verdauungsstörungen weisen zusätzlich auf eine Schädigung des endo- und exokrinen Pankreas hin. Die vorläufige Diagnose lautet in diesem Fall **Ösophagusvarizenblutung bei Leberzirrhose**.

Welche Gemeinsamkeiten erkennen Sie zwischen diesen beiden Patienten?

Auf den ersten Blick weisen die beiden Krankheitsbilder wenig Ähnlichkeit auf. Während bei dem ersten Patienten (22a) die akute Lungenentzündung, auf der Basis einer chronisch geschädigten Lunge, im Vordergrund der klinischen Symptomatik steht, bestimmen bei dem zweiten Patienten (22b) die Symptome einer Leberzirrhose mit dem daraus resultierenden Pfortaderhochdruck das Krankheitsbild.

Es lässt sich jedoch feststellen, dass bei beiden Patienten von Geburt an eine Neigung zu schweren bakteriellen Lungeninfektionen (Bronchopneumonien) besteht, was auf eine Infektabwehrschwäche hindeuten könnte. Normalerweise können sich inhalierte Bakterien nicht in der Lunge festsetzen, weil sie mit dem Bronchialsekret durch den Zilienapparat aus den tieferen Abschnitten des Bronchialsystems oralwärts transportiert werden. Störungen dieses komplexen Transportsystems können dazu führen, dass sich pathogene Mikroorganismen, unter denen P. aeruginosa einen besonders hartnäckigen Erreger darstellt, im Lungengewebe ausbreiten und rezidivierende Entzündungsprozesse auslösen können.

Zusätzlich zu den gehäuften Lungeninfektionen finden sich bei beiden Patienten Symptome einer Pankreasschädigung, die sich als exokrine Pankreasinsuffizienz mit Verdauungsstörung, besonders der Fettverdauung (Fall 22a) bzw. als endokrine Pankreasinsuffizienz mit Diabetes mellitus (Fall 22b) äußert.

Ein weiteres auffallendes gemeinsames Symptom ist auch die bei beiden Patienten beobachtete erhöhte Chlorid-Konzentration im Schweiß, ein Befund, der auf eine Sekretionsstörung hinweisen könnte.

Diese Übereinstimmungen in einer Reihe von Symptomen deuten darauf hin, dass bei beiden Patienten trotz der unterschiedlichen Erscheinungsbilder die gleiche Ursache für die Erkrankung verantwortlich sein könnte. Tatsächlich ergab die genetische Analyse, dass es sich dabei um zwei Manifestationen der gleichen Krankheit handelt, die durch denselben genetischen Defekt verursacht werden.

Welche gemeinsame Ursache für diese unterschiedlichen Krankheitsbilder können Sie sich vorstellen?

Bei den betroffenen Organen handelt es sich um vorwiegend epitheliale Gewebe. Man könnte deshalb vermuten, dass der komplexen Symptomatik ein allgemeiner Epitheldefekt zugrunde liegen könnte. Dieser Verdacht wird durch die histologische Untersuchung der in erster Linie betroffenen Organe (Lunge und Pankreas) bestätigt. Hier wurden sowohl in vielen Bronchiolen als auch in den Drüsenausführungsgängen des Pankreas Sekretpfropfen aus einem hoch viskösen Schleim gefunden, die die kleineren Atemwege und die Drüsenausführungsgänge z. T. vollständig verlegten. Im Gangsystem hinter diesen Barrieren kommt es zu einem Sekretstau, der im Pankreas zu zystischen Auftreibungen des Gangsystems mit einer fibrotischen Zerstörung des Gewebes führt. In der Lunge kommt es dadurch zu einer Erweiterung der Alveolen und zur Zerstörung der Bronchiolen. Die Atrophie des exokrinen Pankreasgewebes verursacht einen Mangel an Verdauungsenzymen, der die beobachteten Verdauungsstörungen auslöst. Bei fortschreitender Zerstörung werden auch die endokrinen Teile des Pankreas betroffen, was zu Insulinmangel und Diabetes führen kann.

In der Lunge bilden die erweiterten sekretgefüllten Bronchialbereiche einen günstigen Nährboden für bakterielle Erreger, die die rezidivierenden Bronchopneumonien auslösen.

Auch in der Leber werden Sekretionsstörungen in den kleinen Gallengängen mit einem Rückstau von Gallenflüssigkeit beobachtet, der zu chronischen Entzündungsprozessen und einem bindegewebigen Umbau des Leberparenchyms (Leberzirrhose) führt.

Als gemeinsame Ursache könnte der Krankheit demnach ein Defekt der sekretorischen Epithelien in Pankreas, Lunge und Gallengängen zugrunde liegen, der durch die Produktion eines abnorm viskösen Schleims und den dadurch verursachten Sekretstau die vielfältigen klinischen Symptome hervorruft.

▷ **Diagnose**

Aufgrund der pathologischen Schleimbildung und der damit verbundenen histologischen Veränderungen wird dieses Krankheitsbild, das klinisch durch die Kombination von chronisch rezidivierenden Lungeninfekten mit einer Pankreasinsuffizienz charakterisiert ist, als **Cystische Fibrose (CF)** oder **Mukoviszidose** bezeichnet.

Wodurch könnte der Sekretionsdefekt verursacht sein?

Grundsätzlich könnte für die Bildung des abnorm zähflüssigen Schleims, der die klinischen Symptome der zystischen Fibrose hervorruft, eine Veränderung seines Mucopolysaccharidgehaltes verantwortlich sein. Zahlreiche Untersuchungen haben jedoch gezeigt, dass eine Verminderung des Wassergehaltes, von dem die Fließeigenschaften abhängen, für die hohe Viskosität des Schleims verantwortlich ist. Die Wasserausscheidung durch sekretorische Epithelien ist stets mit der – in der Regel aktiven – Sekretion von Elektrolyten (Na^+, Cl^-) verbunden, denen das Wasser passiv folgt. Besondere Bedeutung kommt dabei der Ausscheidung von Chloridionen zu, die in sekretorischen Epithelien in hoher Konzentration vorliegen. Die Beobachtung einer erhöhten Chlorid-Konzentration im Schweißsekret könnte daher darauf hindeuten, dass bei der zystischen Fibrose die Elektrolytsekretion beeinträchtigt ist. Tatsächlich wurde bei der genetischen Analyse herausgefunden, dass bei dieser Krankheit ein Gendefekt vorliegt. Der Gendefekt führt zum Funktionsverlust eines in der Zellmembran lokalisierten, regulierbaren Chlorid-Kanalproteins, das als CFTR (**C**ystic **F**ibrosis **T**ransmembrane **R**egulator) bezeichnet wird. Dieser Chloridkanal findet sich bevorzugt in der apikalen Membran von Bronchial-, Gallengangs- und Pankreasgangepithelien, was die Organspezifität der Symptomatik erklärt. Durch die Störung der Ausscheidung von Cl$^-$- (und damit auch Na$^+$-) Ionen kommt es zur Verringerung des transepithelialen Wassertransportes und damit zu Sekreteindickung und Sekretstau.*

▷ **Therapie**

Da eine kausale Therapie durch eine Korrektur des Gendefektes derzeit nicht möglich ist, muss sich die Therapie der zystischen Fibrose auf eine symptomatische Behandlung beschränken. Dazu gehören die antibiotische Behandlung der akuten bakteriellen Infektionen und der persistierenden Besiedelung der Atemwege, sowie die mechanische Sekretentfernung aus der Lunge (Physiotherapie, Atemtherapie, Inhalationen, Absaugen der Atemwege) und ggf. eine Sauerstofftherapie. Die Symptome der Pankreasinsuffizienz können durch die Substitution der fehlenden Verdauungsenzyme bzw. von Insulin korrigiert werden.

Vor allem zur Linderung der schweren Lungensymptome werden derzeit erste Versuche für eine Gentherapie unternommen, bei der durch eine Transfektion des Bronchialepithels mit Adenoviren, die das intakte humane CFTR-Gen enthalten, eine Expression von CFTR erreicht werden soll. Nach ersten Studienergebnissen scheint dabei tatsächlich die Integration und Expression des CFTR-Gens möglich zu sein.

▷ **Verlauf**

Im ersten geschilderten Fall (22a) wurde dem Patienten nach Absaugen einer größeren Menge von sehr zähem Schleim aus dem Nasenrachenraum als erste Therapiemaßnahme Sauerstoff durch eine Nasensonde gegeben. Unter weiterer Sauerstofftherapie und einer hochdosierten Behandlung mit verschiedenen Antibiotika besserten sich die Beschwerden soweit, dass der Patient nach einigen Wochen wieder entlassen werden konnte.

Bei dem zweiten Patienten (22b) stabilisierte sich der Zustand nach der Aufnahme ins Krankenhaus zunächst etwas, jedoch kam es am Nachmittag wieder zu mehrfachem Bluterbrechen, das mit Schocksymptomen und einem Abfall des Hämoglobins auf 6,4 g/dl einherging. Im Verlauf der stationären Behandlung wurden die Oesophagusvarizen in mehreren Sitzungen verödet, wodurch die Blutung endgültig zum Stehen gebracht werden konnte.

---

* Interessanterweise ist der gleiche Chloridkanal auch für die Rückresorption von Elektrolyten aus dem Schweiß verantwortlich. Sein Defekt führt zu der für die zystische Fibrose pathognomonischen Erhöhung der NaCl-Konzentration im Schweiß.

> **Quintessenz**
> Die Wasserausscheidung durch sekretorische Epithelien ist an die gleichzeitige Sekretion von Elektrolyten gebunden. Die Bedeutung dieses Prozesses illustriert das Krankheitsbild der zystischen Fibrose, bei der es durch den genetisch bedingten Defekt eines Chloridkanals zu einer Störung der Elektrolytsekretion und zur Verringerung des Wassergehaltes der Sekrete kommt. Dies führt in den betroffenen Organen zur Eindickung des Sekrets und zum Sekretstau, der ein komplexes klinisches Krankheitsbild mit vielfältigen Symptomen verursacht.

Quelle
Prof. Dr. Jürgen Engert, Marienhospital Herne, mit freundlicher Genehmigung.

Weiterführende Literatur
Begenisich, T./Melvin, J. E.: „Regulation of chloride channels in secretory epithelia." Journal of Membrane Biology 163 (1998), pp. 77–83.
Greger et al.: „Cystic fibrosis and CFTR." European Journal of Physiology 443, 1 (2001), pp. 3–7.
Welsh M. J. et al.: „Cystic Fibrosis." Scriver/Beaudet/Sly/Valle (eds.): The Metabolic and Molecular Bases of inherited Disease, 8th edition. New York, McGraw Hill 2001, pp. 5121–5188.

Fall 23

▷ **Anamnese**

Das 18 Monate alte Kind eines Wanderarbeiters wird wegen unerklärlichem Gewichtsverlust, häufigem Erbrechen und akuten Bauchschmerzen in ein Krankenhaus aufgenommen. Bei der klinischen Untersuchung wurde festgestellt, dass bei dem Mädchen eine leichte Koordinationsschwäche der Muskulatur, eine Schwäche der Bein- und Fußmuskulatur, eine leichte arterielle Hypertonie und ein geringgradiges Ödem des N. opticus vorlag.

▷ **Laborbefunde**

Im Blutausstrich zeigt sich eine mäßige, aber eindeutige Erhöhung der Retikulozytenzahl und eine auffällige basophile Tüpfelung zahlreicher Erythrozyten.
Die Erythrozytenzahl betrug $4 \times 10^6/\mu l$ und der Hämatokrit 37 %. Eine über 24 h gesammelte Urinprobe enthielt 6,4 µmol (840 mg) δ-Aminolävulinsäure und 1,8 µmol (1,2 mg) Koproporphyrin III. Beide Verbindungen sind Zwischenprodukte der Hämbiosynthese, von denen normalerweise im 24-h-Urin < 0,5 µmol bzw. < 0,1 µmol enthalten sind. Eine Störung der Hämbiosynthese mit gesteigerter Ausscheidung von Zwischenprodukten wird bei angeborenen Enzymdefekten und typischerweise auch bei einer Bleiintoxikation beobachtet. Deshalb wurde bei der Patientin eine quantitative Analyse des 24-h-Urins auf Blei durchgeführt, die einen Bleigehalt von 1,1 µmol (240 µg) [normal: < 15 µg/24 h] ergab. Eine Röntgenübersichtsaufnahme der langen Röhrenknochen zeigte bei der Patientin elektronendichte Ablagerungen in den Epiphysen.

| **Welche Verdachtsdiagnose stellen Sie?**

Aufgrund der uncharakteristischen Beschwerden allein lässt sich noch keine eindeutige Diagnose stellen. Allerdings lassen die Koordinationsschwäche der Muskulatur und ganz besonders das Ödem des N. opticus an eine neurotoxische Schädigung denken, die durch eine endogene (angeborener Stoffwechseldefekt!?) oder eine exogene Vergiftung hervorgerufen worden sein könnte. An eine exogene Vergiftung lassen vor allem die Anämie und die basophile Tüpfelung der Erythrozyten, sowie die Ausscheidung von Zwischenprodukten der Hämbiosynthese (Koproporphyrin III und δ-Aminolävulinsäure) denken, die für eine Bleivergiftung charakteristisch sind. Ebenso sprechen die elektronendichten Ablagerungen in den Wachstumszonen der langen Röhrenknochen für die Akkumulation eines Schwermetalls in diesem Bereich.

▷ **Diagnose**

Bestätigt wird die Vermutung, dass eine Bleiintoxikation vorliegen könnte, durch den Befund der mehr als 10fach erhöhten Bleiausscheidung im Urin. Aufgrund

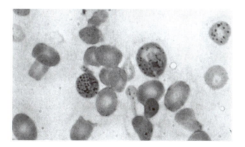

Abb. 23.1: Basophile Tüpfelung der Erythrozyten [12]

der charakteristischen klinischen Symptomatik und der erhöhten Bleiausscheidung lässt sich die Diagnose einer **chronischen Bleivergiftung** stellen.

Wie lässt sich der toxische Effekt von Blei auf die Blutbildung erklären?

Die Anämie und die Ausscheidung erhöhter Mengen von Zwischenprodukten der Hämsynthese zeigen, dass bei der Patientin die Erythropoese durch eine Blockade der Hämbiosynthese gestört ist. Die angestauten Metabolite δ-Aminolävulinsäure und Koproporphyrin III werden im Urin ausgeschieden. Die nahe liegende Annahme ist, dass ein Enzym (oder mehrere Enzyme) des Syntheseweges direkt durch Blei gehemmt wird. Um diese Annahme zu überprüfen, wurde in einem klinischen Forschungslabor die Sensitivität von verschiedenen Enzymen des Hämbiosyntheseweges gegenüber Blei untersucht. Dabei ergaben sich für das Enzym Ferrochelatase bei steigenden Substratkonzentrationen [S] folgende Aktivitätswerte:

[S] (µM)	Aktivität der Ferrochelatase [µmol × h^{-1} × mg Protein^{-1}]	
	ohne Pb	+ 0.5 mM Pb
5	1,04	0,45
10	1,82	0,78
25	3,27	1,40
50	4,46	1,91
100	5,45	2,33
250	6,28	2,69

Welche Reaktion katalysiert die Ferrochelatase?

Die abschließende Reaktion der Hämbiosynthese ist der Einbau eines zweiwertigen Eisenions in den Porphyrinring durch das Enzym Ferrochelatase. Eine Hemmung dieses Schrittes würde erklären, dass die Vorstufen sich anstauen und ausgeschieden werden (☞ Abb. 23.2).

Wie beurteilen Sie die kinetischen Daten?

Die Verminderung der Ferrochelataseaktivität bei sämtlichen vorgegebenen Substratkonzentrationen durch die Zugabe von Blei zeigt eindeutig, dass Blei ein effektiver Inhibitor dieses Enzyms – und damit auch der gesamten Hämbildung – ist. Die Effektivität des Inhibitors (= Toxizität) lässt sich durch die Inhibitorkonstante, die seine Affinität zu dem gehemmten Enzym wiedergibt, beurteilen.

Um welchen Hemmungstyp handelt es sich hier?

Am einfachsten kann der Hemmungstyp eines Inhibitors mithilfe einer doppeltreziproken Auftragung der kinetischen Daten nach Lineweaver und Burk beurteilt werden. Aufgrund des Hemmungstyps lässt sich die Inhibitorkonstante berechnen.

Berechnung der Inhibitorkonstante Ki:
Bei kompetitiver Hemmung: $-1/K_{Mapp} = -1/(K_M \times (1 + [I]/K_i))$
Bei nichtkompetitiver Hemmung: $V_{app} = V_{max}/1 + ([I]/K_i)$

Erstellen Sie eine doppeltreziproke Grafik und bestimmen Sie die K_i von Blei für die Ferrochelatase!

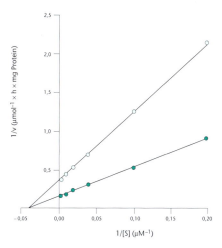

Abb. 23.2: Hemmung der Ferrochelatase durch Blei (●: ungehemmte Reaktion, ○: + 0,5 mM Blei) [3]

Die Auftragung der Messdaten nach Lineweaver-Burk ergibt einen nichtkompetitiven Hemmungstyp (reduzierte Maximalgeschwindigkei bei unveränderter Michaeliskonstante).
Km = 28,5 µM
Vmax (ungehemmt) = 7 µMol Häm/h^{-1} × mg Protein^{-1}
Vmax (gehemmt) = 3 µMol Häm/h^{-1} × mg Protein^{-1}
Daraus ergibt sich K_i = **375 µM**

$$Ki = \frac{3 \; \mu mol/h \times mg \; Prot. \times 500 \; \mu M}{7-3 \; \mu mol/h \times mg \; Prot} = \frac{1500 \; \mu M}{4} = \mathbf{375 \; \mu M}$$

Wie lassen sich die klinischen Symptome der Bleivergiftung erklären?

Die toxische Wirkung von Blei beruht auf seiner Bindung an essentielle SH-Gruppen von Proteinen, die dadurch inaktiviert oder denaturiert werden. Besonders empfindlich gegenüber Blei sind verschiedene Enzyme der Porphyrinbiosynthese, darunter neben der Ferrochelatase auch die δ-Aminolävulinsäure-Dehydratase und die Koproporphyrindecarboxylase, was zum Rückstau und zur Ausscheidung der Substrate (δ-Aminolävulinsäure und Koproporphyrin III) führt (☞ Abb. 23.3). Die Hemmung dieser Enzyme führt zu einer verringerten Hämoglobinsynthese und zur hypochromen Anämie. Die kompensatorische Steigerung der Erythropoese äußert sich in einer erhöhten Retikulozytenzahl. Die basophile Tüpfelung einiger Erythrozyten beruht auf der Bildung von unlöslichen Konglomeraten aus Ribosomen und denaturierten Proteinen, die mit basischen Farbstoffen anzufärben sind. Sie ist typisch für eine Bleivergiftung, tritt aber auch bei anderen Erkrankungen des Blut bildenden Systems (z. B. bei hämolytischer Anämie und Thalassämie) auf.

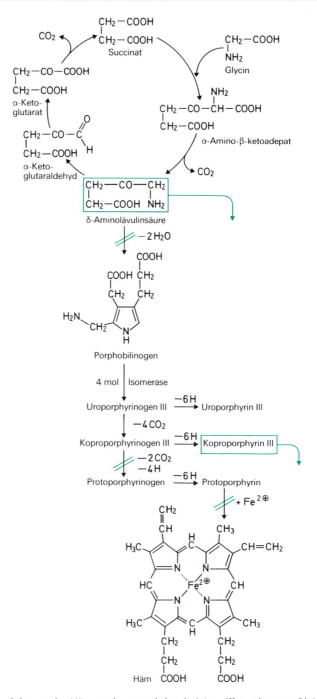

Abb. 23.3: Schema der Hämsynthese und der drei Angriffspunkte von Blei [13]

Zusätzlich besitzt Blei eine neurotoxische Wirkung, die sich bei der Patientin in der Koordinationsschwäche der Muskulatur und dem Ödem des N. opticus äußert. Besonders bei Kindern kann eine Bleivergiftung zu einem lebensbedrohlichen Hirnödem führen.
Die molekulare Pathologie dieser neurotoxischen Wirkung ist nicht eindeutig geklärt, wird aber ebenfalls auf eine Denaturierung essentieller Proteine in den Neuronen zurückgeführt. Vor allem scheinen dabei eine regulatorische Proteinkinase und ein Glutamatrezeptor betroffen zu sein.
Bei längerer Aufnahme wird Blei, dessen Eigenschaften denen von Calcium ähneln, bei Kindern in den Epiphysenfugen der wachsenden langen Röhrenknochen abgelagert.*

▷ **Therapie**

Welche rationale Therapie würden Sie bei einer Bleiintoxikation empfehlen?

Das Ziel der Therapie ist die Entfernung des toxischen Metalls. Das kann durch Gabe von Chelatbildnern wie Penicillamin (Dimethyl-Cystein), BAL (Dimercaptopropanol) oder EDTA erreicht werden, mit denen Blei stabile ungiftige Komplexe bildet, die gut nierengängig sind. Mit diesen Medikamenten kann nicht nur die akute Toxizität der Blei-Ionen herabgesetzt, sondern auch bereits in den Knochen abgelagertes Blei ausgeschieden werden.
Im geschilderten Fall wurde das Blei durch eine Behandlung mit dem gut verträglichen Komplexbildner Penicillamin behandelt, wodurch es rasch zur Normalisierung des Blutbildes und zur Besserung der neurologischen Symptomatik kam.

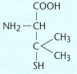

Abb. 23.4: Penicillamin [3]

Quintessenz
Blei bindet kovalent an Sulfhydrylgruppen von Proteinen, die dadurch inaktiviert oder denaturiert werden können. Besonders empfindlich gegenüber Blei sind verschiedene Enzyme der Hämbiosynthese wie z. B. die Ferrochelatase, die schon durch geringe Bleikonzentrationen gehemmt werden. Durch die Blockierung dieses Biosyntheseweges kommt es bei einer Bleivergiftung zu einer hypochromen Anämie und zur Ausscheidung von Zwischenprodukten im Urin. Außerdem führt die Schädigung essentieller Proteine in Nervenzellen bei einer Bleivergiftung auch zu schweren neurologischen Symptomen (Blei-Enzephalopathie).
Durch Bindung an Chelatbildner kann Blei entgiftet und in Form von ungiftigen, gut wasserlöslichen Komplexen durch die Nieren ausgeschieden werden.

Weiterführende Literatur
Godwin, H. A.: „The biological chemistry of lead." Current Opinion in Chemical Biology 5, 92 (2001), pp. 223–227.
Marchetti C.: „Molecular targets of lead in brain toxicity." Neurotoxicity Research. 5, 3 (2003). pp. 221–236.
Moeschlin, S.: Klinik und Therapie der Vergiftungen, 6. Aufl. Stuttgart, Georg Thieme Verlag 1980.
Montgomery/Dryer/Conway/Spector: Biochemistry. A case-oriented approach, 4th edition. Mosby, St. Louis 1983.

* Kuriosität am Rande: In den USA waren Bleivergiftungen bei Kleinkindern aus einfachen sozialen Verhältnissen relativ häufig, weil sie eingetrocknete Farbreste der üblichen weißen Haus- und Zaunfarbe (Bleiweiß), die offenbar süßlich schmeckt, abkratzten und verschluckten.

Fall 24

▷ **Anamnese**

Ein 5-jähriges Mädchen wird ins Krankenhaus eingewiesen, weil es seit etwa einem halben Jahr an Appetitverlust, einer allgemeinen Schwäche, Knochenschmerzen und häufig auftretendem Fieber leidet. Die Eltern geben an, dass das sonst fröhliche und aktive Kind in letzter Zeit auffallend müde und erschöpft gewesen sei und einen kranken Eindruck gemacht habe. Mehrfach seien spontan Nasenbluten und Zahnfleischbluten aufgetreten.

▷ **Frühere Anamnese und Familienanamnese**

Bisher normale Entwicklung. Kinderkrankheiten (Windpocken, Masern) verliefen ohne Komplikationen.

▷ **Aufnahmebefund**

Bei der Aufnahmeuntersuchung fallen die Blässe und die Apathie des Kindes auf. An den Oberarmen und der Brust sind multiple **punktförmige** Blutungen (Petechien) zu sehen.
Außerdem wird eine Vergrößerung der Leber, der Milz und mehrerer Lymphknoten im Nacken und in der rechten Leiste festgestellt.

> **Petechien:** punktförmige, spontan auftretende Kapillarblutungen in der Haut, die auf einen Mangel oder eine Funktionsstörung der Thrombozyten hinweisen.

Welche erste Verdachtsdiagnose stellen Sie?

Aufgrund des uncharakteristischen klinischen Bildes könnte man an eine Infektion denken. Die offensichtlich schwerwiegenden Allgemeinsymptome mit Blutungsneigung (spontanes **Nasenbluten, Petechien**) bei **Vergrößerung von Leber, Milz** und mehreren **Lymphknoten** müssen aber den Verdacht auch auf eine bösartige hämatologische Erkrankung (Leukämie) lenken, der durch weitere Untersuchungen bestätigt oder ausgeschlossen werden muss.

Welche Laboruntersuchungen müssen durchgeführt werden?

Zur Abklärung des Verdachts auf eine bösartige hämatologische Erkrankung muss zunächst ein Blutbild angefertigt werden. Für eine endgültige Diagnose ist die zytologische Untersuchung einer Knochenmarkpunktion erforderlich.

▷ **Laborbefunde**

Blutbild: Hb 8,3 g/dl, Thrombozyten 65 000/µl, Erythrozyten $2,9 \times 10^6$/µl, Leukozyten: 45 000/µl.
Im Differentialausstrich zahlreiche unreife Lymphoblasten.
Knochenmarkpunktion: dichte Infiltration mit unreifen Lymphoblasten und nur vereinzelte Vorstufen der normalen Erythropoese (☞ Abb. 24.1).

▷ **Diagnose**

Welche Diagnose kann danach gestellt werden?

In diesem Fall bestätigt sich der Verdacht auf eine bösartige hämatologische Erkrankung durch den Nachweis unreifer Lymphozyten im Blut und in der Knochenmarkpunktion. Es wird die endgültige Diagnose einer **Akuten Lymphoblastischen Leukämie (ALL)** gestellt.

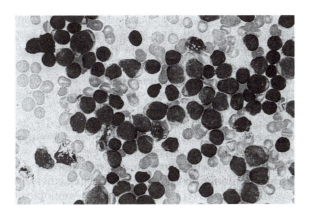

Abb. 24.1: Knochenmarksausstrich bei ALL mit Überwucherung der normalen Zellen durch unreife Lymphoblasten [1]

Wie ist diese Diagnose zu bewerten?

Bei Leukämien handelt es sich um bösartige Erkrankungen von Zellen des hämatopoetischen Systems mit einer klonalen Vermehrung (☞ Glossar) von Blut bildenden Zellen verschiedener (undifferenzierter) Entwicklungsstufen.
Durch die unkontrollierte Wucherung der entarteten Zellen werden die regulären Zellen der Hämatopoese im Knochenmark weitgehend verdrängt. Aus dem Knochenmark ausgeschwemmte Leukämiezellen, die zu der für die Krankheit kennzeichnenden **Leukozytose** (☞ Glossar) führen, können sich in anderen Organen (häufig Leber, Milz und Lymphknoten) ansiedeln, wo sie zu Wucherungen und Organvergrößerungen führen. Ursache für die bösartige Zellwucherung sind zytogenetisch bedingte Defekte der normalen Kontrollmechanismen des Zellteilungszyklus, die an die Tochterzellen vererbt werden. Von einer entarteten Zelle ausgehend, breitet sich ein Klon unkontrolliert wachsender Tochterzellen aus. Die auslösenden Gendefekte entstehen durch Mutationen in regulatorischen Genen. Dabei können grundsätzlich zwei Arten von Defekten auftreten:
1. Die Mutation eines die Zellteilung stimulierenden Protoonkogens zu einem daueraktiven **Onkogen** (☞ Glossar und Grundlagenkapitel Zellteilungskontrolle).
2. Die Defektmutation eines die Zellteilung unterbindenden **Tumorsupressorgens** (☞ Glossar und Grundlagenkapitel Zellteilungskontrolle).

In bösartig wachsenden Zellen finden sich oft beide Arten von Mutationen in Kombination. Ein häufiger Defekt der Leukämiezellen bei der ALL ist eine Mutation in dem zellulären Protoonkogen Ras. Onkogene bei der ALL sind vor allem Zytokinrezeptoren, bcl-2 und Ras (> $2/3$ der Fälle).

Welche klinischen Symptome erwarten Sie bei einer akuten Leukämie?

Akute Leukämien im Kindesalter beginnen oft mit den uncharakteristischen Symptomen **Blässe** (→ Anämie durch Verdrängung der Erythropoese), Neigung zu **spontanen Blutungen** (→Verdrängung der Thrombozytenbildung), **fieberhafte Infekte** (→ geschwächte Abwehr durch Verdrängung der normalen Granulozyten und Fehlen reifer Lymphozyten), **allgemeine Schwäche** (→ zehrende Erkrankung) und Knochenschmerzen (→ Knochenmarksinfiltration). **Milz- und Lebervergrößerung**, **Lymphknotenschwellungen** sowie die **Leukozytose** weisen auf eine Wucherung von weißen Blutzellen mit Ausschwemmung ins Blut und Absiedelung in anderen Organen hin.

Wie kann die Diagnose weiter differenziert werden?

Die Diagnose ALL wird durch den Nachweis unreifer Lymphozyten im Blut und im Knochenmarkpunktat gestellt, wobei durch eine exakte morphologische Analyse und die Differenzierung von Oberflächenmarkern (☞ Glossar) festgestellt werden kann, auf welcher Differenzierungsstufe der Zellklon entartet ist – was für die Therapie (Empfindlichkeit der Zellen) von Bedeutung sein kann.

▷ **Therapie**

Welche Therapiemaßnahmen würden Sie vorschlagen?

Unbehandelt verläuft eine ALL in wenigen Wochen bis Monaten tödlich. Diese Diagnose erfordert deshalb die sofortige Einleitung einer aggressiven zytostatischen Therapie, bei der auch Nebenwirkungen in Kauf genommen werden müssen.

▷ **Verlauf**

Die Behandlung erfolgt mit Prednison in hoher Dosierung sowie Vincristin und Aspariginase. Bei hoher Leukozytenzahl wird prophylaktisch Allopurinol gegeben. Diese Behandlung führte innerhalb einiger Wochen zu einer deutlichen Remission. Noch 2–3 Jahre nach der Behandlung wurde bei ständiger Überwachung des Blutbildes eine Erhaltungstherapie mit 6-Mercaptopurin und Methotrexat durchgeführt, die durch eine gelegentliche Stoßtherapie mit Vincristin und Prednison unterstützt wurde. Unter dieser Behandlung trat kein Rückfall mehr auf und die Patientin konnte ein weitgehend normales Leben führen.*

Beim Ansprechen auf die zytostatische Behandlung kann es zu einem massiven Zerfall der Tumorzellen kommen. Der Abbau der Purinbasen aus ihrer DNA kann zu einer Hyperurikämie führen (☞ Abb. 24.3), der hier mit dem Xanthinoxidase-Hemmer **Allopurinol** vorgebeugt werden soll.

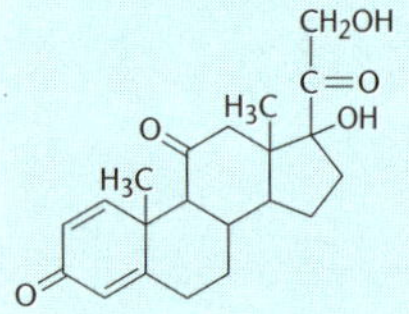

Abb. 24.2: Prednison (11-Oxo-Cortisol) [3]

Was ist die Wirkung von hohen Dosen von Prednison?

Prednison (11-Oxo-Cortisol) ist ein synthetisches Glucocorticoid mit geringer Mineralocorticoidwirkung. In hoher Konzentration wirkt es hemmend auf lymphatische Zellen, in denen es nach Bindung an seinen Rezeptor ein **Apoptosesignal** (☞ Glossar) induziert, das zum Absterben der Zellen führt.

Was ist Asparaginase und worauf könnte ihre therapeutische Wirkung beruhen?

Asparaginase spaltet Asparagin hydrolytisch zu Asparaginsäure und NH_3 (☞ Abb. 24.4). Die rasch wachsenden Leukämiezellen haben einen hohen Bedarf

---

* Da die Therapieschemata laufend angepasst und verbessert werden, ist das hier angegebene Verfahren derzeit sicher überholt. Es illustriert jedoch gut die Grundprinzipien der Tumortherapie.

Adenosin
1
NH_3
Ribose
Inosin
2
ATP
ADP, Ribose-1-P
Hypoxanthin
Guanosin
2
ATP
ADP, Ribose-1-P
Guanin
H_2O, O_2
H_2O_2
Xanthin
3
H_2O
NH_3
Xanthin-
oxidase
4
H_2O, O_2
H_2O_2
Harnsäure
(Ketoform)
Bei den Primaten
(Affe, Mensch)
Ausscheidung mit
dem Urin
1 wird zunächst zu Inosin desaminiert
2 Durch Ribose-Abspaltung wird Inosin in Hypoxanthin und Guanosin in Guanin umgewandelt
3 Nun wird Guanin desaminiert, wobei Xanthin entsteht
4 Die Xanthinoxidase oxidiert Hypoxanthin zu Xanthin und dieses weiter zu Harnsäure

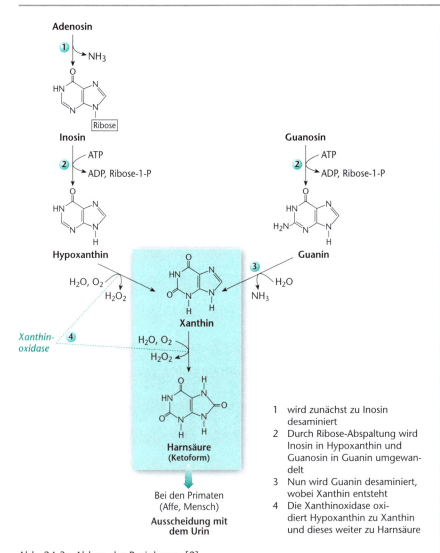

Abb. 24.3: Abbau der Purinbasen [2]

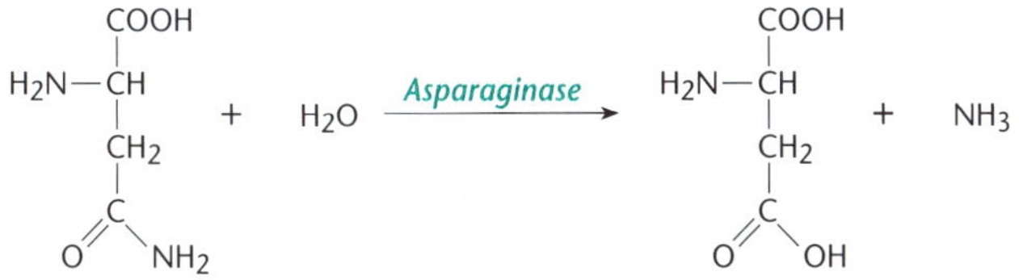

COOH
H_2N—CH
CH_2
C
O
NH_2
+
H_2O
Asparaginase
COOH
H_2N—CH
CH_2
C
O
OH
+
NH_3

Abb. 24.4: Hydrolyse von Asparagin durch Asparaginase [3]

an proteinogenen Aminosäuren, besitzen aber nur eine geringe Asparaginsynthase-Aktivität. Die Behandlung mit Asparaginase führt zu einer Verarmung an Asparagin und damit zu einer Hemmung der Proteinsynthese der Leukämiezellen und zur Induktion der Apoptose. Normale Gewebe mit höherer Asparaginsynthetaseaktivität sind weniger betroffen; jedoch besteht durch die Verabreichung eines Fremdproteins die Gefahr von allergischen Komplikationen.

Welches sind die biochemischen Wirkungsmechanismen von Vinka-Alkaloiden (Vincristin) und von den Zytostatika 6-Mercaptopurin und Methotrexat?

Vincristin verhindert die Assoziation von Tubulin zur Mitosespindel.
6-Mercaptopurin (6-SH-Purin) wird durch das Enzym **H**ypoxanthin **G**uanin-**P**hospho**R**ibosyl**T**ransferase (HGPRT) zum entsprechenden Nukleotid umgewandelt, das als kompetitiver Inhibitor in der Purinnukleotidsynthese die Aminierung von IMP zu AMP blockiert.
Methotrexat ist ein kompetitiver Inhibitor der **D**i**H**ydro**F**olat**R**eduktase und verhindert indirekt die Thymidinsynthese (eine direkte Hemmung der Thymidylatsynthase wird durch FdUMP bewirkt, das aus dem Zytostatikum **Fluorouracil** durch die Nukleotid-Recyclingwege in der Zelle entsteht (☞ Abb. 24.5).

Aufgrund welcher Überlegungen werden diese Medikamente verabreicht?

Durch die Therapie soll in erster Linie die unkontrollierte Wucherung der Leukämiezellen bekämpft werden. Bisher kann sie sich aber nur in besonders günstig gelagerten Fällen gegen den zugrunde liegenden molekularen Defekt richten. In der Regel ist man daher darauf angewiesen, allgemein das gesteigerte Zellwachs-

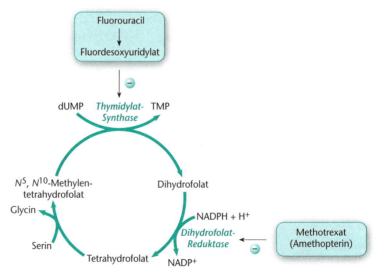

Abb. 24.5: Hemmung von Dihydrofolatreduktase und Thymidinsynthese durch Methotrexat bzw. dFUMP bei der Chemotherapie der ALL [16]

tum zu hemmen, wobei neben den bösartig wuchernden Leukämiezellen auch normale Zellen angegriffen werden. In hoher Dosierung und bei längerer Anwendung besteht bei den genannten Medikamenten die Gefahr von schweren Nebenwirkungen.

Welche Nebenwirkungen sind – besonders bei einem 5-jährigen Kind – zu befürchten?

Gerade bei Kindern in der Wachstumsphase kann die zytostatische Therapie zu schweren Wachstumsstörungen führen. Außerdem führt die Hemmung der Vermehrung und Ausreifung von Abwehrzellen zu einer erhöhten Infektanfälligkeit.

Warum wurde der Patientin Allopurinol gegeben? Welchen toxischen Nebenwirkungen sollten damit vorgebeugt werden?

Beim Ansprechen auf die zytostatische Behandlung kann es zu einem massiven Zerfall der Tumorzellen kommen. Der Abbau der Purinbasen aus ihrer DNA kann zu einer Hyperurikämie führen, der hier mit dem Xanthinoxidase-Hemmer **Allopurinol** vorgebeugt werden soll.

Warum muss nach Eintreten der Remission die Therapie noch mehrere Jahre lang weitergeführt werden?

Die Kombinationstherapie erreicht in bis zu 95 % der Fälle eine – oft nur vorübergehende – Normalisierung des Blutbildes, die als Remission (☞ Glossar) bezeichnet wird. Es können jedoch noch Leukämiezellen überleben, die sich weitervermehren und nach einiger Zeit zu Rezidiven führen, denen durch die Erhaltungstherapie vorgebeugt werden muss. Durch laufend verbesserte Zytostatika und neu angepasste Therapieschemata kann heute in vielen Fällen (> 81 %) sogar eine Dauerheilung der früher absolut letalen ALL erreicht werden.

Quintessenz
Leukämien werden durch zytogenetisch bedingte Entartungen von Knochenmarksstammzellen hervorgerufen, die zu einer unkontrollierten Wucherung der malignen Zellen im Knochenmark mit Absiedelungen in anderen Organen führen. Bei der Akuten Lymphoblastischen Leukämie können die entarteten Lymphoblasten durch eine intensive Therapie mit verschiedenen zytostatischen Medikamenten mit gutem Erfolg bekämpft werden. Obgleich sich die angewandte zytostatische Kombinationstherapie nur unspezifisch gegen rasch wachsende Zellen richtet, kann bei kindlichen akuten Lymphoblastenleukämien in über 80 % der Fälle eine Dauerheilung erreicht werden. Es besteht jedoch die Gefahr, dass durch zusätzliche genetische Veränderungen der Leukämiezellen therapieresistente Formen auftreten.

Weiterführende Literatur
Montgomery/Dryer/Conway/Spector: Biochemistry. A case-oriented approach, 4th edition. Mosby, St. Louis 1983.

Fall 25

▷ **Anamnese**

Bei dem 58-jährigen Patienten, der wegen zunehmender Allgemeinsymptome (Appetitlosigkeit und Gewichtsverlust) von seinem Hausarzt in das Krankenhaus eingewiesen wurde, war vor zehn Jahren eine chronisch-myeloische Leukämie (CML) mit Philadelphia-Chromosom-positiven(Ph+)-Zellen diagnostiziert worden.

> **Worum handelt es sich bei einer chronischen myeloischen Leukämie? Welche Bedeutung hat dabei das Philadelphia-Chromosom?**

Die CML ist eine klonale proliferative Erkrankung der pluripotenten hämatopoetischen Knochenmarksstammzellen. Alle erkrankten Zellen weisen eine spezifische zytogenetische Veränderung auf. Sie enthalten das nach dem Entdeckungsort benannte Philadelphia-Chromosom (**Ph$_1$**). Dabei handelt es sich um ein abnormes, kleines Chromosom, das aus einer reversen Translokation zwischen den langen Armen der Chromosomen 9 und 22 resultiert. Durch die Translokation kommt es zur Fusion von zwei Genen: dem auf Chromosom 9 lokalisierten Protoonkogen **ABL**, das für eine im Zellkern lokalisierte, normalerweise strikt regulierte Proteintyrosinkinase (PTK) codiert, mit der so genannten **B**reakpoint **C**luster **R**egion (**BCR**) von Chromosom 22. Es entsteht ein chimäres Gen, in dem Sequenzen des **BCR**-Gens mit codierenden Sequenzen des **ABL**-Gens fusioniert sind. Dieses **BCR/ABL** Fusionsgen hat die Eigenschaft eines Onkogens. Es exprimiert ein abnormes Fusionsprotein mit konstitutiver Tyrosinkinaseaktivität.

> **Welche Funktion haben Protein-Tyrosinkinasen (PTKs)? Wie kann eine Störung ihrer Funktion malignes Zellwachstum auslösen?**

Proteinkinasen, die mithilfe von ATP Tyrosinreste in ihren Zielproteinen phosphorylieren, spielen eine wichtige Rolle bei der Erkennung und Verarbeitung zellulärer Signale. Viele sind als Rezeptor-Tyrosinkinasen (RTKs) in der Zellmembran lokalisiert, jedoch kommen auch PTKs (darunter die abl-Tyrosinkinase) im Zellkern vor, wo sie für die Kontrolle der Zellteilung eine zentrale Bedeutung haben. Die Aktivität dieser Enzyme wird in der Regel exakt reguliert, sodass sie nur dann aktiviert werden, wenn eine Zellteilung erforderlich ist.

Die Kinaseaktivität des pathologischen BCR/ABL-Fusionsproteins kann jedoch nicht mehr abgeschaltet werden. Die Folge ist eine ungeregelte Phosphorylierung (und Aktivierung) von proliferationsstimulierenden Proteinen, die zum autonomen Wachstum der zytogenetisch veränderten Zellen führt.

Die entarteten Zellen vermehren sich im Knochenmark und in der Milz (ein Milztumor ist ein häufiges Symptom der CML) und werden ins Blut ausgeschwemmt (→ Leukozytose) (☞ Abb. 25.1). Im Knochenmark verdrängen sie andere Blut bildende Elemente, wodurch es zu einer Anämie und zu vermehrter Blutungsneigung (Thrombozytenmangel) kommen kann. Da die entarteten Leukozyten funktionsunfähig sind, kommt es zu einer Abwehrschwäche mit gehäuften Infektionen. Die Patienten klagen zunächst über unspezifische Symptome (Abgeschlagenheit, Appetitverlust, Fieber).

▷ **Diagnose**

Die Diagnose der **chronisch-myeloischen Leukämie (CML)** wird, wie im geschilderten Fall, aufgrund der Blutbildveränderungen (Leukozytose, Anämie) und durch den zytogenetischen Nachweis des Philadelphia-Chromosoms gestellt.

Sie kann durch den Nachweis des chimären BCR/ABL-Fusionsgens mithilfe einer PCR eindeutig bestätigt werden.

Wie wird die Zellteilung normalerweise kontrolliert? Was versteht man unter Protoonkogenen?

Die Teilung normaler Zellen wird durch eine Vielzahl von biochemischen Signalen kontrolliert, die über verschiedene intrazelluläre Signalwege den Ablauf des Mitosezyklus regulieren. Unter Protoonkogenen versteht man solche Gene, die für teilungsstimulierende Komponenten dieser Signalwege codieren. Protoonkogene können durch eine Mutation in Onkogene umgewandelt werden. In der Regel führt eine derartige onkogene Mutation dazu, dass das von dem Onkogen exprimierte Protein nicht mehr regulierbar ist. Seine Aktivität kann nicht mehr abgeschaltet werden (= konstitutive Aktivierung), sodass es pathologischerweise unablässig die Zellteilung stimuliert. Bei der CML wird das ABL-Protoonkogen durch die Fusion mit dem BCR-Gen zum aktiven BCR/ABL-Onkogen.

▷ Therapie

Welche Therapiemaßnahmen könnte man in Erwägung ziehen?

Der zugrunde liegende zytogenetische Defekt kann nicht korrigiert werden. Daher muss eine Therapie der CML versuchen, die Vermehrung der unkontrolliert wachsenden bösartigen Zellen möglichst vollständig zu unterbinden. Die zu diesem Zweck eingesetzten Zytostatika blockieren die Zellteilung durch unterschiedliche Mechanismen, die meistens relativ unspezifisch die DNA-Replikation oder die Genexpression hemmen, wodurch vorwiegend die rasch wachsenden entarteten Zellen getroffen werden. Da die unkontrollierte Wucherung der Leukämiezellen im Wesentlichen auf die Wirkung der BCR/ABL-Tyrosinkinase zurückzuführen ist, sollte man auch erwarten, dass durch eine spezifische Hemmung dieses Enzyms die Vermehrung der entarteten Zellen unterdrückt werden kann. Eine derartige gezielte Enzymblockade war aber bis vor kurzer Zeit nicht möglich, da noch kein geeigneter spezifischer Inhibitor zur Verfügung stand.

▷ Verlauf

Im geschilderten Fall wurde bei dem Patienten zunächst eine zytostatische Chemotherapie mit Hydroxyharnstoff und α-Interferon (IFNα) durchgeführt. Diese Therapie führte im Verlauf einiger Monate zu einer hämatologischen Remission mit weitgehender Normalisierung des Blutbildes.

Welche Wirkung haben IFNα und Hydroxyharnstoff auf die Zellteilung?

Hydroxyharnstoff ist ein Inhibitor der Ribonukleotid-Reduktase, der einen Mangel an Desoxyribonukleotiden hervorruft und so die S-Phase des Zellteilungszyklus blockiert. Das Cytokin IFNα aktiviert einen antimitogenen Signalweg, der die Wirkung der BCR/ABL-Tyrosinkinase verhindert. Der genaue molekulare Wirkungsmechanismus der antimitogenen Wirkung von IFNα ist bisher nicht bekannt. Es gibt Hinweise, dass es über seinen physiologischen Signalweg die Transkription beeinflusst und durch Aktivierung einer spezifischen Proteinkinase (MAPK 38) seinen antimitogenen Effekt entfaltet.

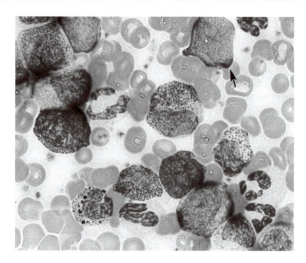

Abb. 25.1: Chronisch-myeloische Leukämie, Blutausstrich. Myelopoetische Zellen aller Reifungsstadien. Ein Myeloblast s. Pfeil. [10]

Trotz dieser zytostatischen Behandlung und der damit zunächst erreichten hämatologischen Remission war es bei dem Patienten vor vier Jahren zu einer Verschlechterung des Befundes gekommen. Man entschloss sich deshalb, eine Stammzellentransplantation durchzuführen. Bei seiner jetzigen Aufnahme ergab die Blutbildkontrolle 33 000 Leukozyten/µl mit einem Anteil von 53 % Myeloblasten (= unreife maligne Leukozytenvorstufen) sowie einen Hb-Wert von 6,9 g/dl.

Aufgrund dieser Befunde und nach einer Knochenmarksdiagnostik, die eine Überwucherung des Knochenmarks durch Myeloblasten zeigte, wurde eine akute **Myeloblastenkrise** diagnostiziert. Bei einer Blastenkrise kommt es zu einer plötzlichen Vermehrung und Ausschwemmung von Myeloblasten, die den üblichen Zytostatika gegenüber weitgehend therapieresistent sind. Der Patient wurde daraufhin im Rahmen einer Studie mit täglichen Gaben von 400 mg des neu eingeführten PTK-Inhibitors STI 571 behandelt. Unter dieser Behandlung kam es bereits nach sechs Tagen zu einer deutlichen Besserung der Symptomatik mit Normalisierung des Blutbildes und nach sieben Wochen zu einer vollständigen hämatologischen Remission, die durch eine Analyse des Knochenmarks bestätigt wurde. Dabei zeigte sich, dass die Anzahl der Philadelphia-Chromosom-positiven (Ph_1^+) Metaphasen von anfangs 100 % auf 42 % zurückgegangen war.

Während der chronischen Phase ist eine CML durch die cytostatische Therapie in der Regel symptomatisch gut beherrschbar. Jedoch treten im weiteren Verlauf fast regelmäßig akute Blastenkrisen auf. Seit einigen Jahren steht mit STI 571* ein spezifischer Inhibitor der BCR/ABL-Tyrosinkinase zur Verfügung, der therapeutisch eingesetzt werden und – wie bei diesem Patienten – zu eindrucksvollen Erfolgen führen kann.

---

* STI 571 (**S**ignal **T**ransduction **I**nhibitor) (generischer Name: Imatinib, Handelsname Glivec®) ist das erste Beispiel für eine rationale Tumortherapie durch spezifische Ausschaltung einer wichtigen – möglicherweise der einzigen ursächlichen – Komponente eines onkogenen Signalwegs. STI 571 hemmt in vitro auch andere Tumorzellen (z. B. die des kleinzelligen Lungenkarzinoms), an deren onkogener Transformation die konstitutive Aktivierung einer PTK maßgeblich beteiligt ist.

Ob und wieweit es durch diese Behandlung zu einer dauerhaften Heilung der CML kommen kann, müssen die zur Zeit laufenden klinischen Studien zeigen.

Quintessenz
Eine Chromosomentranslokation, durch die das Philadelphia-Chromosom (Ph) entsteht, führt zur Bildung des chimerischen Onkogens BCR/ABL, das die chronisch-myeloische Leukämie (CML) verursacht. Das Produkt dieses Onkogens, die nicht mehr regulierbare, konstitutiv aktive BCR/ABL-Proteintyrosinkinase, löst durch die unkontrollierte Stimulierung der Zellteilung die Wucherung der entarteten Leukämiezellen aus. Durch eine gezielte medikamentöse Hemmung dieses Enzyms ist es möglich, die CML erfolgreich zu behandeln.

Quelle
Dr. Thomas Kindler: „Klinik und Therapie der chronisch myeloischen Leukämie – neue Möglichkeit mit STI571." Innovartis 2 (2000), S. 19–23.

Weiterführende Literatur
O'Dwyer, M. E. et al.: „STI571 as a targeted therapy for CML Cancer." Invest 21 (2003), pp. 429–438.

Silver, R. T.: „Chronic myeloid leukemia." Hematology/Oncology clinics of North America 17 (2003), pp. 1159–1173.

Verma, A./Platanias, L. C.: „Signaling via the interferon-α-receptor in chronic myelogenic cells." Leukemia & lymphoma 43, 4 (2002), pp. 703–709.

Zusammenfassung Zellteilungskontrolle und malignes Wachstum

▷ **Teilungszyklus**

Der Teilungszyklus von eukaryoten Zellen besteht aus einer Folge von Phasen (G1-, S-, G2-, M-Phase), deren Abfolge strikt koordiniert ist. An den zentralen Übergängen von der G1- nach der S-Phase und von der G2- in die M-Phase bestehen Kontrollpunkte (**„Checkpoints"**), an denen der korrekte Abschluss der vorhergegangenen Zyklusphasen überprüft werden kann. Sind alle Voraussetzungen erfüllt, wird die anschließende Phase (S bzw. M) eingeleitet. Von diesen beiden Kontrollpunkten ist der am G1/S-Übergang, der als **Restriktions-** oder **R-Punkt** (gelegentlich auch als START) bezeichnet wird, für Säugetierzellen der wichtigere. Kann er durchlaufen werden, tritt die Zelle in die S-Phase ein und teilt sich schließlich. Kann der R-Punkt aber wegen fehlender Voraussetzungen nicht durchlaufen werden, so tritt die Zelle in eine Ruhephase (**G0-Phase**) ein, in der sie zu einem spezialisierten Endzustand differenzieren kann.

▷ **Rolle der Proteinkinasen**

Der Ablauf des Zellzyklus und insbesondere die Übergänge an den Kontrollpunkten in die S- und in die M-Phase werden durch komplexe Proteinkinasen, die als Cyclin-abhängige Proteinkinasen (**C**yclin-**D**ependent **K**inases = **CDK**s) bezeichnet werden, katalysiert. Die Aktivität dieser Enzyme wird im Wesentlichen durch die Bindung von spezifischen regulatorischen Proteinen bestimmt, unter denen die so genannten Cycline die Aktivität stimulieren und die „Cyclin-abhängige **K**inase-**I**nhibitoren" (= **CKI**s) die Aktivität hemmen (☞ Abb. ZT 1.1).
Es sind derzeit mehrere Cyclin-abhängige Kinasen (CDK1–CDK7) mit unterschiedlichen Aufgaben im Zellzyklus bekannt. Sie werden durch unterschiedliche Cycline (Cyclin A – Cyclin H) aktiviert und können durch verschiedene spezifische CKIs (z. B. $p16^{INK4}$, $p21^{CIP}$, u. a.) gehemmt werden.
Der aktive Komplex **CDK4/CyclinD** ist für den Übergang am Restriktionspunkt, der aktive Komplex **CDK1/CyclinB** ist für den Eintritt in die Mitose am G2/M-Übergang (= Mitosekontrollpunkt) erforderlich.

▷ **Intra- und extrazelluläre Signale**

Alle eukaryoten Zellen besitzen ähnliche Mechanismen, um den Zellzyklus zu regulieren. Jedoch vermögen höhere Eukaryoten auf eine Vielzahl von positiven und negativen Signalen intrazellulärer oder extrazellulärer Herkunft zu reagieren. Diese Signale werden schlussendlich von einer konservierten Proteinmaschinerie mit Proteinkinaseaktivität integriert, die die kritischen Übergänge im Zellzyklus einleitet.
Die **extrazellulären Signale**, die in vielzelligen Eukaryoten die Zellteilung regulieren, werden als positive (mitogene) und negative (antimitogene, differenzierende) **Wachstumsfaktoren** bezeichnet. Sie regulieren vor allem die Aktivität der am R-Punkt erforderlichen CDK4 durch die Kontrolle der Transkription von Cyclin D. bzw. von verschiedenen CKIs mit Hilfe von spezifischen Transkriptionsfaktoren. Dazu aktivieren die meisten mitogenen Wachstumsfaktoren ausgehend von spezifischen Membranrezeptoren (Rezeptor-Tyrosinkinasen oder G-Protein-gekoppelte heptahelikale Rezeptoren) den sog. **MAPK**-Signalweg, der aus einer konservierten Kaskade von einander aktivierenden Serin/Threonin-Proteinkinasen besteht.

Zusammenfassung Zellteilungskontrolle und malignes Wachstum

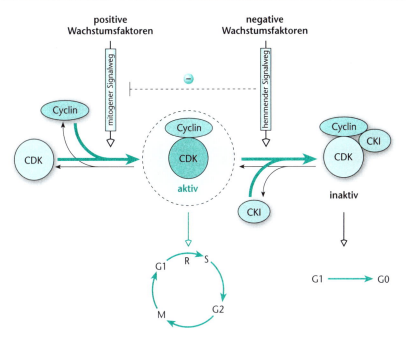

Abb. ZT 1.1: Kontrolle der Aktivität einer CDK durch regulatorische Proteine: Die Kinase-Aktivität wird durch Bindung eines Cyclins stimuliert bzw. durch die Bindung eines CDK-Inhibitors (CKI) gehemmt Beide Prozesse können durch spezifische extrazelluläre Signale (Wachstumsfaktoren) beeinflusst werden.

▷ Zentrale Regulationselemente des Signalwegs

Zentrale Regulationselemente dieses Signalwegs sind so genannte Mitogen-Aktivierte ProteinKinasen (MAPKs oder ERKs (= Extrazellulär Regulierte Kinasen), von denen es zahlreiche homologe Familienmitglieder gibt. Die MAPKs werden durch eine vorgeschaltete Proteinkinase mit doppelter Spezifität durch Phosphorylierung an konservierten Threonin- **und** Tyrosinresten aktiviert. Diese MEK (= **M**APK/**E**RK-**K**inase) wird ihrerseits durch eine von mehreren **MEK-K**inasen (= MEKK) durch Phosphorylierung aktiviert. Eine besonders wichtige MEKK ist die Kinase **RAF**-1, die unmittelbar durch das monomere G-Protein **RAS** aktiviert wird. RAS selbst wird vom Wachstumsfaktor-Rezeptor über die Adapterproteine Grb2 und Sos stimuliert.

Die Phosphorylierung und Aktivierung der MAPK führt zu ihrer Translokation aus dem Cytoplasma in den Zellkern, wo sie mehrere spezifische Transkriptionsfaktoren (z. B. c-Jun, c-Myc, c-Fos und Elk1) durch Phosphorylierung aktiviert, was u. a. zu einer Steigerung der Expression von Cyclin D (und damit zu einer Aktivierung der CDK4) führt.

▷ Störungen der Signalübertragung

Dieser die Zellteilung stimulierende Signalweg kann durch antimitogene Wachstumsfaktoren blockiert werden, die über unterschiedliche biochemische Mechanismen die Stimulierung der Zellteilung unterbinden und die Zelle in die G0-Phase eintreten lassen (☞ **Abb. ZZ 1.1**).

Störungen der Signalübertragung in mitogenen und antimitogenen Signalwegen können zur **malignen Entartung** von Zellen mit unkontrolliertem Wachstum

Zusammenfassung Zellteilungskontrolle und malignes Wachstum

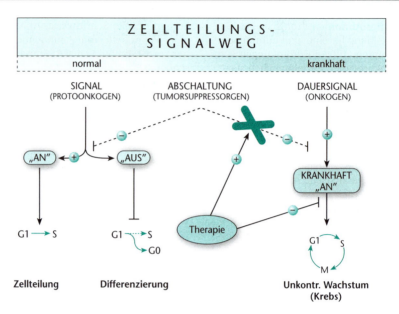

Abb. ZT 1.2: Schema der Zellteilungskontrolle und ihrer Störung bei malignem Wachstum

(Krebs) führen. Durch somatische Mutationen ausgelöste Daueraktivierungen von Elementen im mitogenen Signalweg („Funktionsgewinn-Mutationen") führen zur Ausbildung von sog. Onkogenen (z. B. **Ras, Raf** und **Myc**), während Defektmutationen („Funktionsverlust-Mutationen") in einem antimitogenen Signalweg zum Ausfall von sog. Tumorsuppressorgenen (z. B. **Rb** und **p53**) führen (☞ **Abb. ZZ 1.2**). Onkogene Mutationen sind daher dominant, Mutationen in Tumorsuppressorgenen sind dagegen rezessiv. Derartige Mutationen, häufig in Kombination, führen durch Vererbung an die Tochterzellen zur Bildung eines Klons von unkontrolliert wachsenden Tumorzellen und zu Krebserkrankungen.

▷ **Therapiemöglichkeiten**
Die Aufklärung der molekularen Ursachen des malignen Phänotyps der Krebszellen ermöglicht es in ersten, günstig gelagerten Fällen, eine rationale, gegen die ursächlichen biochemischen Prozesse gerichtete Therapiemöglichkeiten zu entwickeln. Da Mutationen in Protoonkogenen des MAPK-Signalwegs in menschlichen Tumoren sehr häufig sind, könnten (und können bei einigen Tumoren bereits) spezifische Inhibitoren der beteiligten Proteinkinasen als effiziente und spezifische Antitumormedikamente eingesetzt **werden** (☞ **Fall 25**).

Weiterführende Literatur
Lodish et al.: Molecular Cell Biology: New York, W. H. Freeman 2000.
Reuter et al.: „Targeting the Ras signaling pathway: a rational, mechanism-based treatment for hematologic malignancies?" Blood 69 (2000), pp. 1655–1669.

Glossar

Akutes Abdomen: Klinische Bezeichnung für eine akut auftretende Symptomatik bei Erkrankungen von Bauchorganen mit plötzlichen starken Schmerzen, Abwehrspannung und Kreislaufschock.

Allopurinol: Strukturanalog des Hypoxanthins, das als kompetitiver Inhibitor der Xanthinoxidase die Harnsäurebildung vermindert.

Apoenzym: Enzymprotein ohne den für die katalytische Aktivität erforderlichen Cofaktor.

Allosterie, allosterisch: Durch die Bindung eines niedermolekularen Effektors ausgelöste Konformationsänderung eines Proteins, die in der Regel zu einer Änderung seiner Funktion führt.

Anurie: Aussetzen der Harnausscheidung (< 100 ml/24 h).

Apoptose: So genannter programmierter Zelltod. Selbstzerstörung einer Zelle, die durch spezifische Signale ausgelöst werden kann.

balancierter Polymorphismus: Stabile Verbreitung eines im homozygoten Zustand letalen Allels in einer Population aufgrund eines Selektionsvorteils der heterozygoten Allelträger.

Bilirubin: End- und Ausscheidungsprodukt des Hämabbaus, Gallenfarbstoff.

Blutbild: Laboruntersuchung einer Blutprobe zur Zählung und morphologischen Differenzierung der Blutzellen.

Body Mass Index (BMI): Richtgröße zur Beurteilung des Körpergewichts:

$$= \frac{\text{Körpergewicht [kg]}}{\text{Körpergröße}^2 \text{ [m}^2\text{]}}$$

Normalwert: < -25.

Colchicin: Alkaloid der Herbstzeitlose. Wirkt als Mitose- und Phagozytosehemmer durch Blockierung der Polymerisation der Mikrotubuli.

Cytokine: Von verschiedenen Zellen sezernierte hormonähnliche Signalproteine, die als extrazelluläre Signale die Funktionen anderer Zellen regulieren.

DNA-Polymerasen: Enzyme, die die Replikation der DNA katalysieren.

Edman-Abbau: Schrittweiser Abbau einer Peptidkette vom Aminoende her zur Bestimmung der Aminosäuresequenz.

Entzündung: Abwehrreaktion des Organismus gegen schädliche Reize, bei der zahlreiche unterschiedliche Typen von Abwehrzellen kooperieren. Klinische Symptome sind Schwellung (Tumor), Rötung (Rubor), Erwärmung (Calor) und Schmerz (Dolor).

Entzündungsmediatoren: Von Entzündungszellen sezernierte Signalproteine, die die Funktionen der Abwehrzellen koordinieren.

Epimere: Zucker, deren Konfiguration sich nur an einem asymmetrischen C-Atom unterscheidet.

Ferrochelatase: Letztes Enzym im Biosyntheseweg des Häms, das den Einbau eines zweiwertigen Eisenions in den Porphyrinring des Protoporphyrins IX katalysiert.

Fluordesoxyuridin: Zytostatisch wirkender Inhibitor der Thymidylatsynthase.

Fructose-1,6-Bisphosphatase: Schlüsselenzym der Glukoneogenese.

Galaktose: Epimer der Glukose, Bestandteil des Milchzuckers Lactose.

Gichttophi: Gichtknoten. Ablagerung von Harnsäurekristallen an Gelenken, Sehnen und Knorpeln.

Glukoneogenese: de-novo-Synthese von Glukose aus Nicht-Kohlenhydraten. In erster Linie Aminosäuren und Lactat.

Glukosehomöostase: Dynamisches Gleichgewicht aus Glukoseverbrauch und Glukosebildung.

Glykogenolyse: Durch Glykogenphosphorylase katalysierter Abbau von gespeichertem Glykogen zu Glukose1-Phosphat.

Hämatemesis: Bluterbrechen.

Hämatopoetisch: Blut bildend.

Hypoglykämie: Absinken des Blutzuckerspiegels unter den Normalwert.

Hypoxanthin-Guanin-Phospho-Ribosyl-Transferase (HGPRT): Enzym des Purinstoffwechsels. Katalysiert die Übertragung von Ribose-5-Phosphat auf die Purinbasen Hypoxanthin und Guanin.

Klonal: Aus einer einzelnen Zelle durch Zellteilung hervorgegangen.
Knochenmarkpunktat: Zur histologischen Untersuchung entnommene Probe von Kochenmarkzellen.
Leukämie: Bösartige Wucherung von Zellen des Blut bildenden Systems.
Leukozytose: Erhöhung der Leukozytenzahl im Blut über den Normbereich.
Lysogenie: Vermehrungsmodus bestimmter Viren, bei dem das Virusgenom in die DNA der Wirtszelle integriert wird, wo es wie ein Teil des Wirtsgenom repliziert und nur unter besonderen Bedingungen exprimiert wird.
Malignes Lymphom: Bösartige Wucherung von Zellen des lymphatischen Systems.
Meningismus: Kombination von Symptomen, die durch eine Reizung der Meningen verursacht werden. Symptome: Kopfschmerz, Lichtempfindlichkeit und Nackensteifigkeit (= Widerstand und Kopfschmerz beim passiven Vorbeugen des Kopfes beim liegenden Patienten).
Oberflächenmarker: In der Zytoplasmamembran einer Zelle lokalisierte charakteristische Oberflächenproteine, die die Differenzierung von Zelltypen ermöglichen.
Onkogen: Durch Mutation aus einem zellulären Protoonkogen entstandenes Gen, das die Zellteilung stimuliert.
Parenterale Ernährung: Künstliche Ernährung durch Infusion von Nahrungsstoffen.
PCR: Polymerasekettenreaktion. Biochemische Methode zur Vermehrung (Klonierung) von identischen DNA-Molekülen.
Phlegmonös: Diffus entzündet.
Plasmapherese: Plasmaaustausch zur Substitution oder Entfernung spezifischer Plasmabestandteile.
Polyurie: Gesteigerte Harnausscheidung.
pRb: Retinoblastomprotein. Spezifisches, die Transkription regulierendes Tumorsuppressorprotein.
Prednison: Synthetisches Glukokortikoid.

Proteinkinasen: Spezifische regulatorische Enzyme, die Phosphatgruppen von ATP auf OH-Gruppen von Proteinen übertragen. Serin/Threoninkinasen phosphorylieren dabei spezifische Serin- oder Threoninreste, während Tyrosinkinasen die Phosphatgruppe auf Tyrosinreste übertragen.
Protoonkogen: Gen, das die Zellteilung reguliert.
Quick-Wert = Thromboplastinzeit: Laboreinheit zur Bestimmung der Blutgerinnung (Norm: 70–120%).
Ras: In vielen bösartigen Tumoren zum Onkogen mutiertes Protoonkogen.
Remission: Meist nur vorübergehendes Nachlassen von Krankheitssymptomen.
Replikation: DNA-Synthese.
Rezidiv: Wiederauftreten von Krankheitssymptomen nach scheinbarer Heilung.
Somnolenz: Leichte Form einer Bewusstseinsstörung, schläfriger Zustand. Der Patient kann durch äußere Reize geweckt werden.
Tachypnoe: Beschleunigte Atmung.
Teerstuhl: Schwarz verfärbter Stuhlgang infolge einer Blutung im Magen-Darmtrakt.
Thalassämie: Mittelmeeranämie. Im Mittelmeerraum verbreitete Formen einer genetisch bedingten Anämie, die durch die Unfähigkeit zur Synthese von α- oder β-Globinketten hervorgerufen wird.
Thymidinkinase: Enzym, das die Phosphorylierung des Nukleosids Thymidin zu TMP katalysiert
Thymidylatsynthase: Wichtiges Enzym der Thyminnukleotidsynthese, das mithilfe von N^5, N^{10}-Methylentetrahydrofolsäure die Methylierung von dUMP zu dTMP katalysiert.
Tophus: Knoten (s. a. Gichttophi).
Transaminasen: für die klinische Diagnostik wichtige Enzyme, die die reversible Übertragung einer Aminogruppe von einer Aminosäure auf eine α-Ketosäure katalysieren.
Transkriptionsfaktoren: Regulatorische Proteine, die durch Bindung an

die Promotorsequenz die Transkription spezifischer Gene – und damit ihre Expression – stimulieren (positive Transkriptionsfaktoren) bzw. unterdrücken (negative Transkriptionsfaktoren).

Tumorsuppressorgen: Regulatorisches Gen, das die Zellteilung hemmt.

Undifferenzierte Entwicklungsstufen: Nicht ausgereifte frühe Zwischenform in der Entwicklungsreihe von spezialisierten Zellen.

Vinka-Alkaloide: Zytostatisch wirkende Alkaloide des Immergrüns, die in der Tumortherapie verwendet werden.

Xanthelasmen: Flächige, gelbe Cholesterinablagerungen in der Haut.

Xanthinoxidase-Hemmer: Spezifische Inhibitoren des die Harnsäurebildung katalysierenden Enzyms Xanthinoxidase, die therapeutisch zur Kontrolle von Hyperurikämien eingesetzt werden.

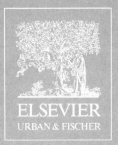

Biochemie in Frage und Antwort

Bestellen Sie in Ihrer Buchhandlung oder unter www.elsevier.de bzw. bestellung@elsevier.de

„In Frage und Antwort" – das ist die Buchreihe zum effektiven Lernen für mündliche Prüfungen.

Sie bietet nicht nur „lebensechte" Formulierungen der Prüfungsfragen und ausführliche Kommentare – sie weist auch auf Stolpersteine und Fangfragen hin. Viele Tipps und Tricks unterstützen Sie beim Bewältigen der Prüfungssituation.

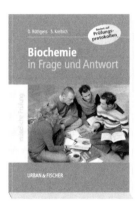

Röthgens/Kreibich
Biochemie in Frage und Antwort

- basiert auf der Auswertung von Prüfungsprotokollen
- enthält viele Originalfragen aus allen Bereichen der Biochemie
- bietet Fallbeispiele, an denen Denkabläufe in der Klinik geübt werden können
- liefert Zusatzwissen in der Randspalte
- ist besonders geeignet zur Simulation der Prüfungssituation (z.B. in Lerngruppen)

2003. 200 S., 100 farb. Abb., kt.
ISBN 3-437-43240-0
€ 19,95

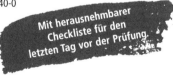
Mit herausnehmbarer Checkliste für den letzten Tag vor der Prüfung

www.elsevier.de

Fachliteratur für's Medizinstudium
Wissen was dahinter steckt. Elsevier

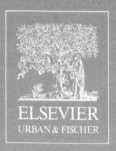

Kurzlehrbuch Biochemie

Bestellen Sie in Ihrer Buchhandlung oder unter www.elsevier.de bzw. bestellung@elsevier.de

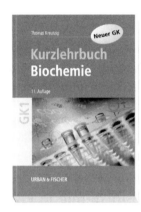

11., überarbeitete und aktualisierte Auflage 2002.
526 S., 353 Abb., 58 Tab., kt.
ISBN 3-437-41751-7
€ 29,95

T. Kreutzig
Kurzlehrbuch Biochemie

Angst vor Biochemie? Nicht nötig! Hier finden Sie das gesamte Prüfungswissen in leicht verständlicher Form:

- Klar strukturierter Text, auf das Wesentliche reduziert
- Orientierung am aktuellen Gegenstandskatalog
- Prüfungsrelevante Inhalte sind markiert, alle wichtigen Fragen bisheriger Physika berücksichtigt
- Schnelles Erfassen und Wiederholen mit Schlüsselbegriffen und Zusammenfassungen in der Randspalte
- Klinikkästen zu biochemischen Zusammenhängen im klinischen Alltag

Das bringt Punkte beim Kreuzen!

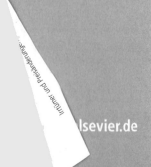

Fachliteratur für's Medizinstudium
Wissen was dahinter steckt. Elsevier.